Roland Kachler

Kinder im Verlustschmerz begleiten

Hypnosystemische, traumafundierte Trauerarbeit mit Kindern und Jugendlichen

Klett-Cotta

Leben Lernen 326

MIX
Papier | Fördert gute Waldnutzung
FSC® C083411

Klett-Cotta
www.klett-cotta.de

Cover: Jutta Herden, Stuttgart
unter Verwendung einer Abbildung von © iStock/amenic181
Gesetzt von Eberl & Koesel Studio, Kempten
Gedruckt und gebunden von CPI – Clausen & Bosse, Leck
ISBN 978-3-608-89271-0
E-Book: 978-3-608-11667-0
PDF-E-Book: ISBN 978-3-608-20522-0

Zweite Auflage, 2024

Bibliografische Information der Deutschen Nationalbibliothek
Die Deutsche Nationalbibliothek verzeichnet diese Publikation in der Deutschen Nationalbibliografie; detaillierte bibliografische Daten sind im Internet über http://dnb.d-nb.de abrufbar.

Leben
LERNEN
Klett-Cotta

Zu diesem Buch

Der Verlust nahestehender Menschen hat prägende, oft destruktive Auswirkungen auf die Entwicklung von Kindern und Jugendlichen, auch wenn diese von der Umwelt oft nicht wahrgenommen und verstanden werden. Oft sind trauernde Kinder und Jugendliche nach einem schweren Verlust zugleich auch traumatisiert. Hier werden erstmals traumaspezifische Methoden vorgestellt, um das Verlusttrauma zu lösen. Im Zentrum des hypnosystemischen, traumabezogenen Ansatzes zur Trauerbegleitung von Heranwachsenden steht erstmals ein innovativer bindungs- und beziehungsorientierter Grundgedanke: Kinder und Jugendliche dürfen den Verstorbenen als inneren Begleiter bewahren und weiter eine innere Beziehung zu ihm leben. Mit vielen konkreten Anregungen, Methoden und Ritualen zeigt der Autor, wie nach einem schweren Verlust das Trauma des Todes und zugleich die Gestalt des Verstorbenen integriert werden können. Der systemische Ansatz umfasst auch die begleitende Arbeit mit den Angehörigen.

Die Reihe »Leben Lernen« stellt auf wissenschaftlicher Grundlage Ansätze und Erfahrungen moderner Psychotherapien und Beratungsformen vor; sie wendet sich an die Fachleute aus den helfenden Berufen, an psychologisch Interessierte und an alle nach Lösung ihrer Probleme Suchenden.

Alle Bücher aus der Reihe ›Leben Lernen‹ finden Sie unter:
www.klett-cotta.de/lebenlernen

Inhalt

Vorwort

In dem von mir entwickelten neuen, beziehungsorientierten Ansatz steht im Zentrum, dass der Tod zwar das Leben eines nahen Menschen beendet, aber nicht die Liebe zu ihm. Deshalb spüren, gestalten und leben die Trauernden nach schweren Verlusten eine weitergehende innere Beziehung zum verstorbenen nahen Menschen. So ist dieser hypnosystemische Traueransatz immer ein Trauer- und! Beziehungsansatz, der Trauernde darin unterstützt, zum Verstorbenen eine innere Beziehung zu finden und so zu leben, dass diese für das eigene Weiterleben hilfreich wird.

Der hypnosystemische Traueransatz war zunächst für Erwachsene gedacht. Doch nachdem ich mein erstes Trauerbuch für den Trauer- und Beziehungsprozess bei Erwachsenen veröffentlicht hatte, meldeten sehr bald viele Eltern oder Elternteile ihre Kinder wegen eines schweren Verlustes an der psychologischen Beratungsstelle, die ich damals leitete, an. Der Tod eines Elternteils, eines Geschwisters oder eines wichtigen Großelternteils ist für Kinder und Jugendliche oft so schmerzlich, häufig auch so traumatisierend, dass sie psychologische Begleitung brauchen. In der Arbeit mit diesen Kindern und Jugendlichen habe ich den hypnosystemischen Traueransatz für sie weiterentwickelt. In diesem hypnosystemischen, also beziehungsorientierten, Ansatz (s. dazu auch Seite 50 f.) erhält der Verstorbene einen wichtigen Platz beim trauernden Kind oder Jugendlichen und wird zu einem inneren Begleiter in einer weitergehenden inneren Beziehung zu ihm. Ich zeige in diesem Buch, wie wir als Trauerbegleiter und Trauerbegleiterinnen Kinder und Jugendliche unterstützen können, eine hilfreiche innere Beziehung zum verstorbenen nahen Menschen zu finden und in ihre Entwicklung zu integrieren. Ich stelle auch viele neue Methoden dar, die trauernden Kindern und

Jugendlichen helfen, ihren Verlustschmerz und ihre Trauer zu gestalten und schließlich so zu verabschieden, dass sie sich wieder ganz auf ihr Leben und ihre Entwicklung einlassen können.

In meiner Arbeit mit trauernden Heranwachsenden wurde aber deutlich, dass viele von ihnen nach einem schweren Verlust zugleich auch traumatisiert sind. Dies wurde in der bisherigen Trauerbegleitung von Kindern und Jugendlichen zu wenig berücksichtigt. Das ist nun der zweite gänzlich neue Teil in diesem Traueransatz: Trauernde Kinder und Jugendliche sind je nach Schwere des Verlustes sehr häufig auch traumatisierte Kinder und Jugendliche. Wie diese Verlusttraumatisierung aussieht, wie sie sich auf den Trauer- und Beziehungsprozess auswirkt und wie sie vor allem mit den hier vorgestellten Methoden gut behandelt werden kann, stelle ich in diesem Buch dar.

Ich danke den Kindern und Jugendlichen, die sich mit mir und meinem hypnosystemischen, traumafundierten Traueransatz auf den Weg gemacht haben. Ebenso danke ich den Eltern und Angehörigen, dass sie mir viele konkrete Einblicke in die Trauer- und Beziehungsprozesse ihrer Kinder gaben.

Gleichzeitig habe ich mit vielen Erwachsenen gearbeitet, die als Kind einen wichtigen nahen Menschen, meist einen Eltern- oder Geschwisterteil, verloren haben. Hier konnte ich zusammen mit den Patienten und Patientinnen im Rückblick erkennen, wie sie damals den schweren, oft traumatisierenden Verlust erlebt haben, wie sie darauf reagierten und wie sie versuchten, ihn zu bewältigen. In dieser Arbeit mit dem gespeicherten traumatisierten und trauernden Kind von damals – dem Kind-Ego-State – konnte ich mein hier vorgestelltes Modell eines hypnosystemischen, traumafundierten Traueransatzes, der immer zugleich ein Beziehungsansatz ist, prüfen und vertiefen. Deshalb bedanke ich mich bei den Erwachsenen, die mir ihre Erfahrungen als traumatisiert-trauerndes Kind zur Verfügung gestellt haben.

So fließen hier also Erfahrungen ein von traumatisiert-trauernden Kindern und Jugendlichen, von deren Eltern oder Elternteilen und deren Berichten und von heutigen Erwachsenen, die als Kind einen nahen Menschen verloren haben. Daraus ist nun ein weiterführender, neuer Ansatz entstanden, den Sie als Trauerbegleiterinnen und Trauerbegleiter, als Beraterinnen und Berater und als Psychotherapeuten und Psychotherapeutinnen von traumatisiert-trauernden Kindern und Jugendlichen ganz direkt, praxisnah und hoffentlich sehr hilfreich einsetzen können.

Roland Kachler

Remseck bei Stuttgart,
März 2021

KAPITEL 1

»Plötzlich bist du weg und nicht mehr da!«

Schwere und traumatisierende Verluste bei Kindern und Jugendlichen

Kinder und Jugendliche erleben viel mehr Verlustsituationen als gemeinhin angenommen (Röseberg & Müller, 2014). Besonders der Verlust von nahestehenden Menschen – das Thema dieses Buches – hat weitreichende, prägende Auswirkungen auf ihre Entwicklung, auch wenn diese von der Umwelt oft nicht wahrgenommen, selten wirklich gewürdigt und verstanden werden (Franz, 2008).

1. Dynamik verschiedener Verluste – differenzieren und verstehen

Die zwölfjährige Lea und die achtjährige Lili besuchen ihre Mutter wieder im Krankenhaus. Sie ist schon länger an Krebs erkrankt und nun seit einigen Tagen im Krankenhaus, weil es ihr plötzlich schlechter ging. Noch hoffen und glauben sie und ihr Mann, dass es eine Chance auf Heilung gibt. Doch Lea und Lili sehen, dass ihre Mutter Tränen in den Augen hat. Die beiden spüren, dass bei diesem Besuch etwas ganz anders ist als sonst. Als sie am anderen Morgen in die Küche kommen, sitzen dort ihr Onkel und ihre Tante am Küchentisch. Ihr Vater eröffnet ihnen, dass ihre Mutter in der Nacht verstorben ist. Lea schreit und wirft sich schluchzend auf ihr Bett, Lili rennt in den Garten zu ihren beiden Kaninchen.

Je nahestehender und wichtiger im Bindungserleben eines Kindes und Jugendlichen, desto massiver wirkt sich ein Verlust eines nahestehenden Menschen aus:

Verlust eines Elternteils

Dieser Verlust wiegt neben dem Tod eines Geschwisters wohl am stärksten und wirkt meist auch traumatisierend, fällt doch mit dem Tod eines Elternteils eine der wichtigsten und nahesten Bezugspersonen weg (Senf, 2014; Luecken, 2008).

▸ **Beachte**[1]

Der Tod eines oder beider Elternteile hinterlässt bei Kindern und Jugendlichen ein Verlusttrauma mit entsprechenden Traumareaktionen. Der Tod eines Elternteils hinterlässt im Leben und gefühlt auch in der Psyche und im Körper eine große Leerstelle. Gefühle des Verlustschmerzes, des Fehlens und Vermissens gehen dann in intensive Trauer, oft auch in Verzweiflung über. Gleichzeitig ist der Tod eines Elternteils eine existentielle Bedrohung für Kinder und Jugendliche, die nur durch die Präsenz des anderen Elternteils teilweise kompensiert werden kann. Sollten beide Eltern zum Beispiel bei einem Unfall sterben, wird das Beschriebene verschärft.

▸ **Beachte**

Zur Mutter besteht über die Schwangerschaft und den Oxytocin-Ausstoß beim Stillen, den Geruch der Mutter und viele körpernahe Beziehungserfahrungen eine einzigartige Bindung. Deshalb kann die Mutter durch keine andere Beziehungsperson ersetzt werden. So wirkt dieser Verlust in aller Regel besonders traumatisierend! Je jünger die Kinder beim Tod der Mutter sind, umso näher ist die Bindung und umso mehr fehlt ihnen die Mutter, auch wenn es noch keine inneren Objektbilder von der Mutter gibt. Ähnliches gilt – freilich in abgeschwächter Form – für den Verlust des Vaters.

---

1 Die Rubrik »Beachte« fasst die wesentlichen Inhalte eines Abschnittes zusammen oder weist auf wichtige Aspekte der Praxis hin.

War der verstorbene Elternteil vor seinem Tod zum Beispiel an einem Krebs lange erkrankt, hat auch dies schwere belastende Auswirkungen. Hier hat das Kind oder der Jugendliche oft intensiv mit dem erkrankten Elternteil empathisch mitgelitten und eine emotionale Verantwortung für ihn übernommen. Die damals schon erlebte Verlustangst hat sich durch den Tod des Elternteils bewahrheitet und diese bestätigt. Bei einem plötzlichen, unerwarteten Tod sind der Schock, die Dissoziation, die Verstörung und das nicht Begreifen-Können bei dem trauernden Kind oder Jugendlichen besonders ausgeprägt und bewirken ebenfalls ein Verlusttrauma.

Verlust eines Geschwisterteils

Die Geschwisterbeziehung ist eine der frühesten, massiv prägenden Beziehungen eines Kindes, die auf lange Zeit und Zukunft bis ins hohe Alter angelegt ist.

▸ Beachte

Auch der Tod eines Geschwisterteils wirkt traumatisierend und stellt ein Verlusttrauma dar!

Die Geschwister haben einen gemeinsamen Ursprung und eine ähnliche Gen-Ausstattung. Sie teilen eine gemeinsame Umwelt, die gemeinsame Familie und deren Rituale und Geheimnisse. Mit dem Verlust eines Geschwisters fehlen nun auf Dauer ein an der Seite mitgehender Begleiter und ein freundschaftliches Gegenüber (Beerwerth, 2014). Schwester und Bruder sind als individuelle Personen, aber auch in ihrer familiären Position und lebensbegleitenden Funktion unersetzlich. Bei dem Tod eines älteren Geschwisters fehlt beispielsweise der Beschützer oder die Beschützerin.

▸ Beachte

Ein Geschwister kann von niemandem kompensiert oder gar ersetzt werden. Die bisherige Beziehung zum verstorbenen Geschwister ist so einmalig und besonders, dass dieses immer fehlen und vom zurückbleibenden Geschwister vermisst wird. Dies müssen wir anerkennen und damit das verstorbene Geschwister und seine Bedeutung selbst würdigen.

Auch hier ist eine dem Tod vorangehende lange Krankheitszeit des verstorbenen Kindes unbedingt zu berücksichtigen. War die Geschwisterbeziehung sehr konfliktträchtig, gibt es beim überlebenden Geschwister immer auch Schuldgefühle, insbesondere die Überlebensschuld, aber manchmal auch das hoch tabuisierte Gefühl der Erleichterung über seinen Tod. Beide Gefühlsbereiche müssen neben dem Schmerz und der Trauer angesprochen und bearbeitet werden.

Verlust eines Großelternteils

Mit dem Tod eines Großelternteils verliert zunächst ein Elternteil einen eigenen Elternteil. Diese Trauer und die mit dem Tod verbundenen Pflichten und Belastungen etwa seitens der Mutter führen häufig dazu, dass diese für die Trauer der Enkel emotional nicht präsent ist. Für die Enkel ist der Tod, je nach Bedeutung und Wichtigkeit des Großelternteils, zum Beispiel einer liebevollen gelassenen Großmutter, mehr oder weniger massiv (Schroeter-Rupieper, 2014). Ist diese Großmutter eine über alles geliebte Bezugsperson, die andere familiäre oder elterliche Defizite ausgleicht, ist deren Verlust für eine Enkelin oder einen Enkel oft sehr schwerwiegend und massiv. Stirbt ein Großelternteil sehr früh, fehlen den Enkeln eine lange Strecke der besonderen großelterlichen Zuwendung. Häufig wird der Verlust eines Großelternteils vom Umfeld unterschätzt.

Verlust von Freunden und Schulkameraden

Freunde und Schulkameraden nehmen etwa ab dem vierten Lebensjahr häufig die Rolle von Zweit-Geschwistern ein und besitzen so über eine bestimmte Phase eine hohe, emotional prägende Bedeutung für Kinder und Jugendliche. Der Verlust kann deshalb durchaus sehr intensiv sein, auch wenn dieser meist durch die Unterstützung der Eltern ohne professionelle Trauerbegleitung bewältigt werden kann.

Tod anderer Bezugspersonen wie Erzieherin oder Lehrerin

Erzieherinnen, Lehrerinnen, Trainer oder andere Bezugspersonen stellen für Kinder und Jugendliche häufig idealisierte Elternfiguren dar, sodass deren Verlust für sie durchaus schmerzlich sein kann. Sie verlieren mit ihnen nicht nur wichtige Bezugspersonen, sondern auch Projektionsgestalten für ihre Wünsche und Ideale. Hier ist eine erste Krisenintervention, dann eine gute Begleitung und Aufarbeitung innerhalb der Institution entscheidend (Witt-Loers, 2015, 2016).

Verlust weiterer wichtiger Verwandter und von Freunden oder Bekannten der Familie

Diese Verluste können in aller Regel von den Eltern und im Familiensystem begleitet und von Kindern und Jugendlichen gut bewältigt werden. Manchmal aktualisiert ein solcher Verlust beim Kind den Verlust eines Eltern-, Geschwister- oder Großelternteils.

Verlust von Tieren

Tiere werden von Kindern und Jugendlichen als personales Gegenüber verstanden und sind deshalb häufig als Verlust einer »Person« zu verstehen. Je wichtiger ein Tier ist, häufig in prekären Familiensituationen oder Entwicklungsphasen, desto stärker wird es betrauert. In der Trauer um ein Tier kann die Fähigkeit des Trauerns und des Abschiednehmens eingeübt werden. Hilfreich ist hier eine empathische Begleitung durch die Eltern und verschiedene Rituale (Meier, 2018).

2. Verluste als Bindungstraumata und als prolongierte Monotraumata – nicht unterschätzen!

> Die sechzehnjährige Nadine kommt von der Schule nach Hause. Als sie klingelt, öffnet niemand, wie sonst üblich, die Haustür. Sie schließt die Türe auf und ruft freudig den Namen ihrer vierzehnjährigen Schwester, die zu Hause sein müsste, durch das Haus. Dann sieht sie über sich ihre Schwester im Treppenhaus. Sie scheint dort zu klettern. Nadine ist schon ganz erleichtert. Doch als sie ihre jüngere Schwester anspricht, reagiert sie nicht, und als sie sie anstößt, ist diese ganz steif und bewegt sich nicht. Nadine versteht nicht, was das zu bedeuten hat. Dann sieht sie,

dass ihre Schwester an einem Seil hängt. Erstarrt und zitternd sinkt Nadine im Treppenhaus nieder und verharrt wohl zwanzig Minuten in dieser Erstarrung, bis sie mit ihrem Handy ihre Mutter alarmieren kann.

Bei einem Verlust erleben Kinder und Jugendliche den Entzug einer zentralen Bindungsfigur und damit eine massive Verletzung, also eine Traumatisierung des Bindungssystems (Brisch, 2020; Cohen, Mannarino & Deblinger, 2017). Kinder und Jugendliche erleben das Entreißen der Bezugsperson als schmerzende Verwundung und tiefe Verunsicherung in ihrem Bindungsbedürfnis. Das Bindungssystem von Kindern und Jugendlichen ist elementar auf die Präsenz von Bindungspersonen angewiesen. Die alltägliche Aktualisierung und Bestätigung durch sprachliche und nonverbale Kommunikation gibt dem Kind oder Jugendlichen Schutz und Sicherheit in seinem Bindungssystem, sodass dieses im Heranwachsen sicher und stabil werden kann. Fehlt nun durch einen Verlust eine wichtige Bindungsperson – insbesondere beim Verlust eines Eltern- oder Geschwisterteils –, wird das Bindungssystem als Ganzes in Frage gestellt. Das Bindungssystem ist nicht auf einen Verlust eingestellt und deshalb bei Kindern und Jugendlichen sehr verletzlich und verletzbar.

Der Verlust als Bindungstrauma ist besonders massiv bei folgenden Verlustsituationen:

- **Plötzliche und unerwartete Verluste**
  Ein plötzlicher Verlust wie der Tod eines Eltern- oder Geschwisterteils durch einen Unfall treffen das Kind unversehens in gänzlicher Schutzlosigkeit, überwältigen das Kind emotional und bringen es in eine existentielle Ohnmacht, aus der es kein Entkommen gibt. Mit dieser Verlusttraumatisierung setzen dann sehr rasch verschiedene Traumareaktionen wie Freezing, Numbing und Dissoziation ein.
- **Gewaltförmige Verluste, insbesondere Suizid, Mord und Unfall**
  Bei gewaltförmigen Verlusten erleben die Kinder und Jugendlichen die Vernichtung des nahen Menschen und dabei die Vernichtung eines Teils ihres Selbst. Sie übersteigen jede Möglichkeit des

Begreifens und Verstehens in diesem Alter, sodass dann ebenfalls die dissoziativen Traumareaktionen einsetzen.

Das verletzliche Bindungssystem muss mit dem Fehlen des Bezugsobjekts umgehen und sich neu organisieren. Dabei unterscheidet sich ein Verlusttrauma deutlich von anderen Traumatisierungen in der Kindheit.

Kindliches Verlusttrauma ist keine Komplextraumatisierung

Traumatisierungen durch emotionale, körperliche oder sexuelle Gewalt erstrecken sich meist über längere Zeit, sodass es hier in aller Regel zu einer sequentiellen Traumatisierung kommt. Zudem wird das Bindungssystem auf der existentiellen Ebene des Vertrauens zerstört. Hier sprechen wir von einer Komplextraumatisierung (Weinberg, 2017).

Bei einem Verlusttrauma bleibt dagegen die grundsätzliche Beziehungsfähigkeit des Kindes erhalten, nicht zuletzt auch, weil es eine innere Beziehung zum Verstorbenen findet und so das Bindungssystem sein Beziehungsobjekt nicht ganz verliert. So bleibt das Bindungssystem über längere Sicht gesehen beim Kind funktionsfähig, sodass es mit dem Fehlen des Bezugsobjektes umgehen und sich neu organisieren kann. Genau für diese gelingende Neuorganisation des kindlichen oder jugendlichen Bindungssystems bieten wir Trauerbegleitung an.

Verlusttrauma in Kindheit und Jugend als prolongiertes Monotrauma

Ein Verlusttrauma ist zunächst meist ein einmaliges, auf einen begrenzten Zeitraum bezogenes traumatisierendes Ereignis, insofern können wir von einem Monotrauma sprechen. Allerdings werden Kinder und Jugendliche mit dem Verlust und den daraus entstehenden Folgen wie der bleibenden Abwesenheit des nahen Menschen immer wieder erneut konfrontiert, sodass es zu Retraumatisierungen kommen kann. Insofern wird das Monotrauma wiederholt und wir sprechen deshalb von einem prolongierten Trauma.

Auch wenn ein kindliches oder jugendliches Verlusttrauma sehr schwer ist und dabei auch traumatisierend wirkt, bleibt ein Kind oder Jugendlicher grundsätzlich beziehungsfähig. Zwar ist Beziehungsfähigkeit besonders durch die Angst vor einem weiteren Verlust eingeschränkt, aber nicht wie bei einer Komplextraumatisierung im Grundsatz in Frage gestellt oder massiv in seiner Funktionsfähigkeit gestört.

Wir können deshalb das Bindungstrauma eines Verlustes auch weitgehend heilen, indem die zurückbleibenden Angehörigen und wir als Begleiter und Begleiterinnen eine Bindung anbieten. Zentral für die Heilung des Verlusttraumas ist aber die innere Beziehung zum verstorbenen nahen Menschen, der als inneres Beziehungsobjekt erhalten bleibt. Genau diese heilsame innere Beziehung unterstützen wir durch den hier vorgestellten beziehungsorientierten, hypnosystemischen Traueransatz.

3. Traumatisierende Kontexte beim Verlust – konkrete Traumatisierungen berücksichtigen

> Der achtjährige Jonas liebt seine kleine Schwester Katrin über alles. Sie spielen zusammen im Garten. Seine Schwester verbirgt sich beim Versteckspielen beim kleinen Teich. Jonas sucht seine Schwester, aber er findet sie zunächst nicht. Dann sieht er sie halb untergetaucht im Gartenteich. Sie bewegt sich nicht. Jonas rennt ins Haus und alarmiert seine Mutter. Diese bricht schreiend zusammen, als sie ihre Tochter im Gartenreich offensichtlich ertrunken vorfindet. Sofort kommen Nachbarn und bergen das Mädchen aus dem Teich und bringen es in das Wohnzimmer. Jonas steht erstarrt daneben, bis ihn die Nachbarn in ein Nebenzimmer ins Haus bringen. Dort hört er, wie der Notarzt kommt. Die Geräusche im Wohnzimmer machen ihm großeAngst. Dann öffnet sich die Tür und der Vater sagt ihm, dass etwas Schlimmes geschehen ist.

Traumatisierende Umstände und konkrete traumatisierende Erfahrungen haben eine eigene traumatisierende Wirkung auf das Erleben von Kindern und Jugendlichen und verstärken das Bindungstrauma.

Das Bindungstrauma und die traumatisierenden Erfahrungen ergeben ein Verlusttrauma im Vollbild.

▸ **Beachte**

Das Bindungstrauma eines schweren Verlustes und traumatisierende Erfahrungen im Kontext des Todes des nahen Menschen machen ein Verlusttrauma bei Kindern und Jugendlichen aus.

Folgende konkrete Situationen mit traumatisierenden Wirkungen sind häufig anzutreffen:

- **Miterleben des Todes des nahen Menschen**
  Der Tod eines nahen Menschen wird meist bei Verkehrsunfällen direkt erlebt. Die Ohnmacht des sterbenden nahen Menschen und die eigene Ohnmacht als miterlebendes Kind oder Jugendlicher verstärken sich gegenseitig. Das Miterleben der unmittelbaren Vernichtung des nahen Menschen und die eigene Hilflosigkeit aktivieren dann verschiedene traumatische Reaktionen.
- **Auffinden des verstorbenen nahen Menschen**
  Hier ist insbesondere das Auffinden des nahen Menschen nach einem Suizid massiv traumatisierend. Aber auch der achtjährige Jonas im obigen Fallbeispiel spürt beim Auffinden seiner leblosen Schwester die unmittelbare Bedrohung für sie und sich selbst, die dann durch die weiteren Geschehnisse auf schreckliche Weise bestätigt wird.
- **Miterleben der Überbringung der Todesnachricht**
  Nicht selten bekommen Kinder und Jugendliche direkt oder indirekt mit, wie die Todesnachricht überbracht wird. Dabei verstehen sie nicht, was hier passiert und was die Nachricht und die Reaktionen der anderen Betroffenen zu bedeuten haben.
- **Miterleben eines emotionalen Ausbruchs einer mitbetroffenen Bezugsperson**
  Verstörend wirkt für Kinder und Jugendliche das Zusammenbrechen einer wichtigen Bezugsperson beim Erfahren der Todesnachricht, am Sarg oder bei der Bestattung. Auch das Schreien oder schluchzende Weinen überfordert Kinder und Jugendlichen in

ihren Bewältigungsmöglichkeiten und konfrontiert sie mit der Schwäche der Bezugsperson und der eigenen Hilflosigkeit.

Zwar verstehen Kinder, oft auch Jugendliche bis zum 14. oder 15. Lebensjahr, nicht, was in der traumatisierenden Verlustsituation geschieht, aber sie spüren unmittelbar über den Körper, dass etwas außergewöhnlich Bedrohliches und Überwältigendes passiert. Nun droht eine emotionale Überflutung, der die Kinder und Jugendlichen ohne reife Abwehrmechanismen ausgesetzt wären. Deshalb setzen sofort folgende archaische, evolutionsbiologisch angelegte Schutzprozesse (Peichl, 2012) ein:

- **Desorientierung und Verwirrung**
  Die Kinder und Jugendlichen erleben eine tiefgreifende Desorientierung und Verwirrung. Der Kopf ist ganz leer oder alles dreht sich. Später erleben sie sich oft als verwirrt und im Raum orientierungslos. Nicht selten entwickeln sich daraus später auch Schwindel- oder Ohnmachtsattacken.
- **Lähmung und Freezing**
  In der traumatisierenden Verlustsituation setzt dann eine Lähmung in allen Muskeln und im Freezing das Einfrieren aller Gefühle und Körperregungen ein. Später zeigt sich das bei Kindern und Jugendlichen oft in ganz kurzen Momenten von Erstarrung. Häufig ist auch der Zugang zu den Trauergefühlen durch die Erstarrung blockiert.
- **Benommenheit und Betäubung**
  Kinder und Jugendliche erleben nun auch eine Benommenheit wie nach einem Schlag gegen den Kopf und eine Betäubung ihrer Gefühle, das sogenannte Numbing. Sie scheinen dann gegenüber emotionalen Situationen unempfindlich und scheinbar resilient.
- **De-Realisierung und De-Personalisierung**
  In den eintretenden dissoziativen Prozessen fühlen die Kinder und Jugendlichen nicht nur den Tod des nahen Menschen, sondern die ganze sie umgebende Wirklich als irreal (De-Realisierung), so als befänden sie sich in einem anderen Film oder wie abgeschnitten hinter einer Glasscheibe oder unter einer Glasglocke. Sie selbst

fühlen sich im Körper fremd, oft neben sich stehend (De-Personalisation). Die Kinder wirken dann oft so, als wären sie nicht bei sich und nicht in der gegenwärtigen Realität. Sie klinken sich zum Beispiel in einer Gruppensituation oder im Unterricht immer wieder aus und bekommen nicht mit, was gerade in der Gruppe oder im Unterricht geschieht.

- **Sprachlosigkeit und Sprachblockade**
  In der traumatisierenden Verlustsituation setzt meist eine Sprachblockade ein, die längere Zeit andauern kann. Kinder können dann nicht über den Verlust reden. Sie befürchten häufig auch, dass dann der Schmerz und die Trauer einsetzen würde.

▸ **Beachte**
Die dissoziativen Traumafolgen nach einem schweren Verlust sind bei Kindern und Jugendlichen besonders dadurch erkennbar, dass sie immer wieder für wenige Sekunden abwesend wirken und in dieser Abwesenheit kaum ansprechbar sind.

Durch das Verlusttrauma werden die evolutionsbiologisch angelegten, jedoch nicht ausführbaren Kampf- und Fluchtreaktionen und damit die entsprechenden Körperenergien aktiviert. Da Kinder auch hier nicht über erwachsene Regulationsmechanismen verfügen, agieren viele dies in körperliche Aktionen, oft auch in einem von außen gesehen scheinbar bizarren Verhalten, aus. Oft brechen auch die Emotionen durch und Kinder oder Jugendliche dekompensieren weinend. Diese emotionalen Durchbrüche werden aber meist rasch durch die Prozesse des Freezings und des Numbings eingefangen. Oft bleibt unter dem Freezing und Numbing auch eine anhaltende Unruhe und Nervosität zurück, die oft fälschlicherweise als Hyperaktivität diagnostiziert wird.

▸ **Beachte**
Unruhe und Unaufmerksamkeit nach einem schweren Verlust darf nicht als Hyperaktivität diagnostiziert werden, sondern ist Zeichen der eingefrorenen, aber bleibenden Überaktivierung des Organismus durch die Traumatisierung bei einem schweren Verlust.

Folgende bleibende Symptome ab dem sechsten bis neunten Monat nach dem Verlust zeigen, dass die traumatisierende Wirkung eines schweren Verlustes zu einer Komplizierten Trauma-Trauer-Folgestörung (Kachler, 2021) geführt hat: wiederkehrende dissoziative Abwesenheit des Kindes oder Jugendlichen, Momente von Erstarrung mitten im Spiel, eine innere Unruhe und Übererregung, bleibende Schreckhaftigkeit, Alpträume, Angst vor dem Einschlafen und Schlaflosigkeit und Verstummen besonders im Hinblick auf das traumatisierende Verlustereignis. Diese Reaktionen werden oft durch Traumatrigger wie die fernen Sirenen eines Krankenwagens oder durch Szenen in einem Film aktiviert.

In dieser Komplizierten Trauma-Trauer-Folgestörung sind bei dem betroffenen Kind oder Jugendlichen die zunächst normalen, als Schutzmechanismen angelegten Traumareaktionen chronifiziert, die nun ihrerseits auch die Trauer und die innere Beziehung zum Verstorbenen blockieren. Hier ist besonderes eine intensive Stabilisierungsarbeit nötig (Kapitel 5), um dann mit der hier vorgestellten Trauma-, Trauer- und Beziehungsarbeit einzusetzen, sodass sich die chronifizierten Traumasymptome lösen können.

4. Sekundäre Verluste – nicht übersehen!

Als die Eltern vom Unfalltod ihres zwanzigjährigen Sohnes erfahren, erstarrt die Mutter und zieht sich über fast zwei Jahre in ihre erstarrte Trauer zurück. Der Vater versucht den Alltag der verbleibenden Familie aufrechtzuerhalten und verdrängt seine Trauer über vielfältige Aktivitäten. Die sechzehnjährige Laura bleibt mit ihrem Schmerz um ihren Bruder allein zurück.

Beim Tod eines Elternteils oder eines Geschwisters, nicht selten auch bei dem Tod eines wichtigen Großelternteils, fällt ein Elternteil oder fallen beide Eltern als emotionales Gegenüber und Begleiter weitgehend aus, weil diese meist selbst mit ihrem eigenen Schmerz und ihrer Trauer beschäftigt sind. Zwar leiten wir die verbleibenden Angehörigen an, trotz ihrer eigenen Trauer, so gut es geht, ihr Kind in seiner Trauer zu unterstützen, doch gelingt dies bei allem Bemühen meist nur teilweise. So erleiden die Kinder und Jugendlichen neben dem auslösenden zentralen Verlust weitere, sogenannte sekundäre Verluste. Deshalb ist eine Trauerbegleitung für Kinder und Jugendliche beim Tod eines Elternteils oder eines Geschwisters unbedingt nötig, auch wenn der oder die Heranwachsende den Verlust äußerlich scheinbar gut bewältigt.

▸ **Beachte**

In einer schweren Verlustsituation fällt häufig eine emotionale Begleitung der Kinder und Jugendlichen durch die verbleibenden Elternteile weitgehend aus. Deshalb brauchen Kinder und Jugendliche bei dem Tod eines Eltern- oder Geschwisterteils unbedingt rasche professionelle Trauerbegleitung.

Gerade in einer schweren Krisenzeit, in denen die Kinder und Jugendlichen eine verstärkte und besondere familiäre Unterstützung bräuchten, fällt diese tragischerweise oft aus. Zudem übernehmen die trauernden Kinder und Jugendlichen meist selbst die Aufgabe des Mitfühlens und Tröstens für die verbleibenden Familienmitglieder.

Wir sollten auch nicht übersehen, dass Kinder und Jugendliche mit dem Tod auch die Vollständigkeit der Familie verlieren. In der Familie gibt es nicht nur die Leerstelle des verstorbenen nahen Menschen, sondern sie ist selbst nun unvollständig und wird von den Kindern und Jugendlichen als amputiert erlebt. Jetzt befinden sie sich in einer Familie, in der plötzlich nicht mehr Freude und Spaß, sondern Trauer und Schmerz vorherrschen (Rechenberg-Winter & Fischinger, 2010). Auch die bisherige selbstverständliche Position in der Familie, beim Tod eines Geschwisters auch die Position in der Geschwisterreihe, wird den Kindern und Jugendlichen genommen. Es wird ihnen einerseits eine unbekannte, unsichere Rolle zugewiesen, andererseits nehmen sie meist selbst auch eine parentifizierte, überverantwortliche Position im Familiensystem ein.

Jugendliche erleben oft, dass sich nahe Freunde und Peers von ihnen zurückziehen, weil sie mit dem Verlustschmerz nicht umgehen können.

5. Vorangegangene Bindungs- und Beziehungsqualität dazunehmen

Um die besondere Verlustreaktion eines Kindes oder Jugendlichen zu verstehen, müssen wir die bisherige Beziehung zum verstorbenen nahen Menschen berücksichtigen. Grundsätzlich gilt, dass Kinder einen Eltern- oder Großelternteil idealisieren und deshalb auch über die Bewunderung an diese Personen gebunden sind.

Wir müssen aber immer auch mit einer möglichen konfliktträchtigen Beziehung, besonders zu Geschwistern, rechnen. Gerade wenn es vor dem Tod eines Geschwisters, manchmal auch eines Elternteils, einen massiven nicht gelösten Streit gab, sind die Schuldgefühle der zurückbleibenden Kinder und Jugendlichen groß, oft sogar mit dem Gedanken, dass dieser Streit und damit sie selbst den Tod des Verstorbenen ausgelöst und verursacht haben. Deshalb müssen wir diese Beziehungskonflikte und die dabei meist erlebten Schuldgefühle von uns aus aktiv ansprechen und sie in der Beziehungsarbeit (Kapitel 6.6) klären.

6. Trauerbegleitung oder Trauertherapie?

Häufig kommen Kinder und Jugendliche unmittelbar nach dem Tod eines nahen Menschen in die Trauerbegleitung, weil das Umfeld, insbesondere auch Kita, Schule und Kinderärzte dazu raten. Dies ist sicherlich der optimale Fall, weil wir dann in der Trauerbegleitung den Trauma-, Trauer- und Beziehungsprozess im Fluss in Richtung von fünf Zielhorizonten (Kapitel 3.5) halten können, um Blockaden und symptomatische Entwicklungen zu verhindern:

Unmittelbare Trauerbegleitung

Beim Tod eines Eltern- oder Geschwisterteils sollte aus meiner Sicht für Kinder und Jugendliche in jedem Fall eine Trauerbegleitung angeboten werden, ganz besonders dann, wenn die oben beschriebenen traumatisierenden Kontexte zum Verlust gehören. Die Trauerbegleitung sollte so früh wie möglich nach dem Tod des nahen Menschen einsetzen. Trauerbegleitung braucht es auch dann, wenn Kinder und Jugendliche den Verlust scheinbar gut verkraften.

▶ **Beachte**
Häufig ist eine vom Umfeld als gut beschriebene Verlustbewältigung auf die Wirkung der dissoziativen Prozesse des Verlusttraumas zurückzuführen. Das Kind oder der Jugendliche bleibt dann mit seinem Verlusttrauma allein, sodass sich dieses später in symptomatischem Erleben und Verhalten zeigen muss.

Viele Kinder und Jugendliche zeigen ihre Trauer nicht und versuchen normal zu funktionieren, auch weil sie die anderen Familienangehörigen nicht noch weiter belasten wollen. Deshalb brauchen Kinder und Jugendliche in der Trauerbegleiterin[1] eine zugewandte Bindungsperson, die vom Verlust nicht betroffen ist. So kann die Begleiterin einfühlsam, aber zugleich professionell mit trauernden Kindern und Jugendlichen arbeiten. Umgekehrt können Kinder und Jugendliche ihre Trauer ihr gegenüber ohne Rücksichtnahme auf die trauernden Angehörigen zeigen. Kinder und Jugendliche brauchen zudem einen Raum, in dem sie nicht im Schatten der trauernden Angehörigen, aber auch nicht im Schatten des verstorbenen nahen Menschen stehen.

Ziel einer Trauerbegleitung von Kindern und Jugendlichen ist es, dass der Trauma-, Trauer- und Beziehungsprozess nicht zum Stillstand kommt und damit massive psychische Störungen und Symptome verhindert werden. Insofern ist Trauerbegleitung zunächst präventive Arbeit.

Trauergruppen für trauernde Kinder und Jugendliche

Parallel zu einer Trauerbegleitung sollten die trauernden Kinder und Jugendlichen eine Trauergruppe (Witt-Loers, 2017) besuchen, die mit gestalterischen und spielerischen Methoden auch den Austausch

1 Ich benutze hier durchgängig die weibliche Form, die wenigen männlichen Trauerbegleiter sind natürlich inkludiert; ansonsten benutze ich wegen der besseren Lesbarkeit die männliche Form, besonders bei dem Begriff des Verstorbenen.

über den erlebten Verlust untereinander fördert. Dabei spüren sie, dass sie mit ihrem Verlust und ihren Trauma- und Trauerreaktionen nicht allein sind. Einzelne Gruppenstunden sollten gesondert für Jungen und Mädchen durchgeführt werden. Sofern möglich, sollte es auch besondere spezifische Kindertrauergruppen nach einem Suizid, nach einem Eltern- oder einem Geschwisterverlust, geben.

Doch neben der unmittelbar, früh nach dem Tod des nahen Menschen einsetzenden Trauerbegleitung begegnen uns in der Praxis weitere Ausgangssituationen, die wir ebenfalls berücksichtigen müssen:

Trauertherapie für Kinder und Jugendliche

Noch immer kommen Kinder und Jugendliche erst nach sechs bis zwölf Monaten nach dem Verlust in die Beratungsstelle oder in die psychotherapeutische Praxis. Meist gibt es dann im Trauma-, Trauer- und Beziehungsprozess eine Blockade oder Einseitigkeit, die sich schon symptomatisch, zum Beispiel in massiven Schulproblemen, aggressivem Verhalten, in dauerhaften somatischen Beschwerden wie Kopfschmerzen oder in einer Depressivität, äußert. Hier zeigt sich eine chronifizierte Komplizierte Trauma-Trauer-Folgestörung (KTTS) (Kapitel 3.6). In diesen Fällen greifen wir als Ausgangspunkt die eingebrachte Symptomatik auf und beziehen sie mit den Angehörigen und dem zu behandelnden Kind oder Jugendlichen auf den Verlust. Dann prüfen wir, an welchen Stellen der bisherige Trauma-, Trauer- und Beziehungsprozess zum Stillstand gekommen ist, wie zum Beispiel eine im Schock eingefrorene Trauer. Nicht selten befindet sich ein Kind oder Jugendlicher einseitig ganz in der identifikatorischen, symbiotischen Beziehung zum Verstorbenen und zeigt als Folge zum Beispiel Rückzugsverhalten. Wir greifen diese Blockaden und Einseitigkeiten auf und bearbeiten sie dann mit dem hier vorgestellten Ansatz und den dazugehörigen Methoden. Die Trauertherapie unterscheidet sich von der hier dargestellten Trauerbegleitung nur darin, dass wir immer wieder prüfen, inwieweit sich die eingebrachte Symptomatik löst.

Da eine Trauerbegleitung oder Trauertherapie eines Kindes oder Jugendlichen in einer bestimmten Entwicklungsphase stattfindet, können auch nach Abschluss einer Trauerbegleitung in späteren Phasen erneute Trauma- und Trauerreaktionen auftauchen:

Spätere zweite Trauerbegleitung
Da eine Trauerbegleitung in einer bestimmten Phase immer nur im Rahmen der kognitiven und emotionalen Grenzen eines Kindes oder Jugendlichen stattfindet, können zu späteren Zeitpunkten zum Beispiel um das neunte oder zehnte Lebensjahr mit einem bewussten Todesverständnis oder in der Pubertät später einsetzende Trauerreaktionen auftreten. Diese können und müssen nun erst jetzt mit dem neu erreichten kognitiven und emotionalen Entwicklungsstand eines Kindes oder Jugendlichen bearbeitet werden. In einer späteren, erneut einsetzenden Trauerbegleitung greifen wir die Verlustsituation, die begonnene Arbeit am Verlusttrauma und an der Realisierungs- und Beziehungsarbeit wieder auf und setzen sie mit den neu entwickelten kognitiven und emotionalen Fähigkeiten weiter fort. Auch bei Jugendlichen ist der Trauer- und Beziehungsprozess mit einer beendeten Trauerbegleitung nicht abgeschlossen, vielmehr können Trauerreaktionen oder noch ungelöste Beziehungsthemen später noch einmal aufbrechen oder sich als Symptome wie depressiven Verstimmungen oder psychosomatischen Erkrankungen zeigen.

Im nächsten Kapitel werden wir sehen, wie Kinder, aber auch noch Jugendliche, anders trauern als Erwachsene, um dann im dritten Kapitel den hypnosystemischen, also beziehungsorientierten, Traueransatz vorzustellen.

KAPITEL 2

»Ich will nicht traurig sein und bin es doch!«

Kinder und Jugendliche trauern auf ihre eigene Weise – das Besondere ihrer Trauer

In der sechsköpfigen Familie ist die sechsjährige Sofie tödlich verunglückt. Jedes der drei verbleibenden Kinder trauert sehr unterschiedlich. Der achtjährige Bruder weint zu Hause nicht, ist aber in der Schule sehr dünnhäutig und weint ganz plötzlich und scheinbar unvermittelt im Unterricht und in der Pause, wenn das Thema Sterben und Tod auftaucht. Der dreizehnjährige Bruder zieht sich seit dem Tod seiner kleinen Schwester zurück und geht heimlich an ihr Grab. Die achtzehnjährige Tochter ist verschlossen und schnippisch. Sie reagiert auf die dunkle Trauerkleidung ihrer Mutter: »Deine schwarzen Kleider bringen die Sofie auch nicht mehr zurück.« Als ihrer Mutter daraufhin die Tränen in die Augen kommen, umarmt sie ihre Mutter und weint dann ebenfalls.

Kinder und Jugendliche trauern, wie in diesem Beispiel, sehr unterschiedlich und vor allem anders als die Erwachsenen (Ennulat, 2015; Rauch, Rinder & Kern, 2017; Alefeld-Gerges & Sigg, 2020). Deshalb wird die Intensität und Schwere ihrer Trauer einerseits unterschätzt, andererseits machen sich nahe Bezugspersonen häufig Gedanken darüber, ob Kinder und Jugendliche überhaupt trauern. Dazu kommt, dass Heranwachsende ihren Trauerprozess nach außen sehr unterschiedlich zeigen, sodass manche Kinder scheinbar gar nicht, andere dagegen sehr schwer und sichtbar zu trauern scheinen. Zudem werden die erwarteten Trauergefühle oft auch durch die Traumareaktionen blockiert und verdeckt.

Die Unterschätzung und Unsicherheit bezüglich der Trauer von Kindern und Jugendlichen lässt sich durch die genaue Kenntnis ihrer besonderen Trauerprozesse und die Wirkung der Traumareaktionen auf diese lösen (Webb, 2010).

Die Unterschiede des Trauerns im Vergleich zu Erwachsenen ergibt sich ganz zentral aus der kognitiven und emotionalen Entwicklung im entsprechenden Alter von Heranwachsenden, wie nun im folgenden Punkt ausgeführt wird. Die weiteren Punkte lassen sich aus dem ersten ableiten.

1. Kinder und Jugendliche trauern entsprechend ihrer psychischen Entwicklung – Entwicklungspsychologie beachten

Vier entwicklungspsychologische Aspekte sind besonders zu beachten. An erster Stelle stehen die kognitiven Fähigkeiten, die Kindern und Jugendlichen ermöglichen, den Tod allgemein und den Tod eines nahen Menschen im Besonderen und seine Folgen zu verstehen (Ennulat, 2015; Röseberg & Müller, 2014; Franz, 2008; Kachler, 2017). An zweiter Stelle steht die Steuerungs- und Regulationsfähigkeit von intensiven Gefühlen, wie dem Verlustschmerz und der Trauer. An dritter Stelle sind die frühen Abwehrmechanismen, zu denen auch die dissoziativen Traumareaktionen gehören, zu nennen, mit denen sie mit dem Unbegreiflichen des Todes und mit den intensiven Trauergefühlen umgehen. Und schließlich ist ihre Bindungsfähigkeit einerseits, ihre Abhängigkeit von einer sicheren Bindung zu den Bezugspersonen andererseits zu berücksichtigen.

Die im Folgenden genannten Altersangaben sind lediglich grobe Orientierungen und können bei einzelnen Kindern je nach aktueller Situation, psychischer Entwicklung und dem familiären Umfeld ein bis zwei Jahre abweichen.

Kinder im Alter bis etwa drei Jahren

> Der zweijährige Junge sagt nach dem plötzlichen Tod seines Vaters immer wieder fragend »Papa?« und geht dabei zur Haustür. Später nimmt er den geschäftlich genutzten leichten Rucksack des Vaters und zieht ihn auf dem Boden schleifend durch die ganze Wohnung, so als würde er zum Vater gehen wollen.

Kinder in diesem Alter erleben den Verlust eines Eltern- oder Geschwisterteils noch sehr diffus. Der Verlust der Mutter als direkteste und über das Stillen naheste Bezugsperson wird als Entzug der emotionalen Sicherheit erlebt. Entsprechend äußert sich die Verlusterfahrung in einem suchenden, weinenden und protestierenden Schreien, oft bis zur Erschöpfung und Resignation (Bowlby, 1983). Der Protest gegenüber dem Fehlen des Elternteils zeigt sich häufig in einer Essensverweigerung mit entsprechender Gewichtsabnahme, dann setzt oft eine resignative, apathische Inaktivität ein.

Bei Kindern ab dem zweiten Lebensjahr ist eine tiefe Verwirrung und Desorientierung beobachtbar. Über diese diffusen Gefühle des Vermissens sind die Kinder emotional ganz offen für die familiäre Atmosphäre der Trauer und der Trauergefühle der anderen Familienmitglieder. Deren Gefühle werden nun durch die Spiegelneuronen und über das Körpererleben automatisch übernommen. Sie füllen den emotionalen Raum und besonders auch das körperliche Erleben des Kindes aus. Die übernommene Trauer lässt die Kleinkinder den Verlust also indirekt fühlen, ohne dass sie verstehen, was hier geschieht. In dieser frühen Entwicklungsphase geht es darum, dass die verbleibenden Bezugspersonen viel Nähe und Sicherheit geben. Weinen, zielloses Suchen und Unruhe sollten mit einem komplementären, vor allem körperlich vermittelten, Halt beantwortet werden.

Kinder im Alter bis zu fünf oder sechs Jahren

Im Vorschulalter können die Kinder auf Grund ihres begrenzten Zeitverständnisses die Endgültigkeit des Todes und die bleibende Abwesenheit des Verstorbenen nicht begreifen. Sie verstehen also die Endgültigkeit und Irreversibilität des Todes noch nicht. Aufgrund ihres magischen Denkens glauben sie, dass der Tod revidierbar ist und man die Toten wieder lebendig werden lassen kann oder dass sie durch wundersame Umstände wieder lebendig werden. Kinder in diesem Alter sind dadurch zunächst auch vor der schmerzlichen Realität des Todes geschützt, auch wenn sie den Verstorbenen, insbesondere einen verstorbenen Eltern- oder Geschwisterteil sehr vermissen. Auch sie spüren den Verlust über die Trauergefühle der anderen Familienmitglieder, die sie aktiv und durch ein eigenes Mittrauern trösten wollen.

Zugleich gibt es in dieser Altersphase ein großes Interesse an den konkreten und natürlichen Vorgängen des Sterbens. Kinder können ohne Scheu oder Angst vor dem Tod Fragen zum Sterben und Tod stellen und übernehmen weitgehend die Vorstellungen der Erwachsenen.

Kinder bis zum achten oder neunten Lebensjahr

Kinder im Grundschulalter begreifen allmählich das Sterben und den Tod als einen konkreten Vorgang. So wird ihnen stückweise bewusst, dass alle Lebewesen sterben müssen. Damit reift ein Verständnis der Universalität des Todes heran. Es stellt sich ein Verständnis der Ursachen für den Tod wie Krankheit oder Unfall ein. Damit entwickelt sich ein Verständnis der Kausalität des Todes und der körperlichen Hintergründe des Sterbens und somit auch der physikalisch-biologischen Grundlagen des Todes. Allerdings wird die Sterblichkeit der eigenen Person und der nahen Angehörigen weitgehend ausgeblendet, nicht zuletzt, weil dies noch zu bedrohlich ist. Kinder erleben nun auch ein intensives Mitgefühl für den Verstorbenen, was nicht selten dazu führt, dass sie sich schuldig fühlen, dass sie den Tod des nahen Menschen nicht verhindern konnten und selbst am Leben sind.

Kinder ab dem neunten Lebensjahr bis zur Pubertät

Etwa ab dem neunten Lebensjahr werden die eigene Sterblichkeit und die naher Angehöriger bewusst, sodass nun verstärkt die Angst vor einem Verlust der nahen Angehörigen und vor dem eigenen Sterben entsteht. Kinder trauern nun weitgehend mit den auch von Erwachsenen gekannten Trauergefühlen. Da ihre Angst vor den Trauergefühlen groß ist, wehren sie diese häufig ab und trauern punktuell (Kapitel 2.2).

Jugendliche in Pubertät und Adoleszenz

Mit Beginn der Pubertät stellen Jugendliche die Fragen nach dem Sinn von Leben und Tod. In der intensiv gestellten Warum-Frage wollen Jugendliche den Sinn des Todes eines nahen Menschen verstehen. Der Tod wird nun auch als Ungerechtigkeit erlebt. An der nicht beantwortbaren Sinnfrage und am Ungerechtigkeitsgefühl entzünden sich häufig rebellische Wut und eine nihilistische Haltung. Jugendliche lehnen deshalb häufig auch die gängigen Vorstellungen vom Weiterleben des Verstorbenen und eines transzendenten Ortes für den Verstorbenen vehement ab. Zugleich entwickeln sie eigene Trauer- und Beziehungsrituale, zum Beispiel über die neuen Medien. Gegen Ende der Pubertät gleicht nun der Trauerprozess der Jugendlichen weitgehend dem der Erwachsenen.

In der Trauerbegleitung von Kindern bis zum achten oder neunten Lebensjahr ist die schmerzliche Realisierung des Verlustes eines nahen Menschen nur begrenzt möglich, weil das gesamte Realitätsverständnis, insbesondere des Todes und dessen Irreversibilität, begrenzt ist. Das heißt nun, dass der Trauerprozess im Sinne einer Realisierung bis zum achten oder neunten Lebensjahr unvollständig ist. Mit der weiteren Reifung des Todesverständnisses werden dann erneute Trauerreaktionen auftreten. Das wird häufig übersehen, nicht verstanden oder als Rückfall gedeutet.

Deshalb empfehlen wir den Angehörigen, bei später auftretenden erneuten Trauerreaktionen noch einmal eine zweite Trauerbegleitung zu erwägen. In aller Regel ist diese unbedingt wichtige zweite Trauerbegleitung wesentlich kürzer.

▸ Beachte

Bei Kindern bis zum achten oder neunten Lebensjahr bleibt die Realisierung des Todes und seiner Irreversibilität unvollständig. Deshalb müssen wir bei jüngeren Kindern nach einer zunächst beendeten Trauerbegleitung ab dem achten oder neunten Lebensjahr mit erneut einsetzenden Trauerreaktionen rechnen. Hier wird den Angehörigen dringend empfohlen, eine zweite Trauerbegleitung für das Kind einzuleiten.

Auch mit dem Eintritt in die Pubertät und Adoleszenz sind nochmalige, erneute Trauerreaktionen zu erwarten, weil nun mit dem Verlustverständnis von Erwachsenen der Verlust in der frühesten und frühen Kindheit erneut realer und damit emotionaler wird (Kachler, 2018). Häufig ist auch den Pubertierenden nicht klar, dass manche scheinbar nur pubertäre Reaktionen in Wahrheit erneute Trauma- und Trauerreaktionen darstellen. Zwar werden Jugendliche in aller Regel keine zweite Trauerbegleitung aufsuchen, aber das Umfeld sollte manche Reaktionen nicht nur als pubertär, sondern als nun eintretende zweite Trauma- und Trauerreaktionen verstehen und sie als solche benennen.

2. Kinder und Jugendliche trauern punktuell und phasenweise – Abwehrmechanismen und Dissoziation berücksichtigen

> Nach der für die Mutter sehr schmerzlichen Bestattung ihres Mannes, bei der auch die zwölf- und neunjährigen Kinder dabei waren, kommen diese zusammen nach Hause. Die Mutter ist irritiert und verletzt, dass ihre Kinder nun unverzüglich mit ihren Tablets spielen wollen. Von Trauer ist bei ihnen, im Unterschied zu ihren eigenen Gefühlen, scheinbar nichts mehr zu spüren.

Kinder und Jugendliche scheinen oft über längere Zeit nicht zu trauern, sondern sich ganz normal und unauffällig zu verhalten. Sie scheinen den Tod des nahen Menschen zeitweilig ganz zu vergessen, und der verstorbene nahe Mensch scheint dann weit weg zu sein.

Hier zeigt sich auch die Vermeidung, mit der Kinder und Jugendliche solange wie möglich den bedrohlichen Schmerz weghalten. Ihnen gelingt dabei zumindest vorübergehend die gänzliche Abspaltung der Verlustsituation. Liegt ein traumatisierender Verlust vor, ist dies oft auch ein Zeichen von Freezing, Numbing und Dissoziation. Hier zeigen sich dann keine Anzeichen von Trauer, sondern die Folgen der Traumareaktion, wie kurze Momente von Erstarrung, Abwesendsein oder Gefühllosigkeit.

▸ **Beachte**

Bei traumatisierenden Verlusten ist das scheinbare Nicht-Trauern bei Kindern und Jugendlichen häufig ein Zeichen für die Verlusttraumareaktionen von Freezing, Numbing und Dissoziation.

Zugleich sind Kinder fähig, sich ganz auf die jetzige Situation, wie das Kinderfest oder das ausgelassene Spiel mit Freunden, einzulassen, dabei sich und damit alles andere vergessend. Schließlich kommt bei Kindern bis ins Vorschulalter hinein dazu, dass sie die Endgültigkeit und damit die Schwere des Verlustes noch nicht ganz realisieren, sodass es für sie oft kein ganz direkter Anlass zum Trauern gibt.

Oft deutet die Umwelt das scheinbare Nicht-Trauern dahingehend, dass der Verlust für das Kind oder den Jugendlichen nicht so massiv oder schon bewältigt sei. Wir sollten dagegen die Angehörigen anleiten, das trauernde Kind sehr genau wahrzunehmen und den Tod des nahen Menschen immer wieder behutsam anzusprechen.

▸ **Beachte**

Wir müssen die Vermeidung der Traumaerfahrung, des Trauerns und den Wunsch nach Normalität respektieren und ausdrücklich erlauben. Zugleich sollten wir uns aber nicht täuschen lassen, sondern behutsam und im geschützten Rahmen aktiv den Verlust und die Trauergefühle ansprechen.

Manchmal bricht die Trauer unvermittelt und nun völlig überraschend in scheinbar für den Verlust irrelevanten Situationen auf. Es genügen dann kleine Verlusttrigger von außen oder von innen. Bei der Vermeidung der Trauer scheinen sich der Verlustschmerz und die Trauer aufzustauen und die schützende Vermeidung zu durchbrechen. Manchmal reicht auch eine Überforderung, wie eine nicht zu lösende Rechenaufgabe aus, um die dünne Schutzschicht gegenüber dem Verlustschmerz aufzulösen. Dann fließen Tränen auch in Situationen, die scheinbar nichts mit dem Verlust und der Trauer zu tun haben.

Ein Mädchen beginnt zu weinen, als auf einem Schulfest Luftballons zerplatzen. Der laute Knall erinnert sie an den Unfall ihres Vaters, den sie sich immer wieder vorstellt und in der Vorstellung durchlebt.

Umgekehrt können Kinder auch wieder von ihrer Traurigkeit sehr rasch auf Normalität umswitchen und die Trauer scheinbar mühelos hinter sich lassen. Kinder und Jugendliche leben nach einem schweren Verlust in zwei verschiedenen, deutlich getrennten Welten, in der Welt der Trauma- und Verlusterfahrung und in der Welt der Normalität.

3. Kinder und Jugendliche trauern für sich allein – Scham und Parentifizierung akzeptieren

> Die neunjährige Melanie scheint um ihren kleinen Bruder kaum zu trauern. Die Eltern sind darüber verunsichert, dabei erzählen sie, dass sie morgens im Bett ihrer Tochter zerknüllte und verweinte Papiertaschentücher finden.

Mit der Sauberkeitserziehung und der Entdeckung der eigenen Geschlechtlichkeit wird die Scham ein intensives Gefühl, das zur Entstehung und zum Schutz der eigenen Ich-Grenzen und damit eines eigenen Ichs beiträgt. Kinder schämen sich dann auch für ihre intensiven Trauergefühle, auch wenn sie vom Umfeld zum Ausdruck dieser Gefühle ermutigt werden. Deshalb trauern Kinder sehr häufig alleine, oft auch nachts, und hier nicht selten auch im Schlaf. Sie gehen dann bewusst oder unbewusst in einen Trauer-Rückzug.

▸ **Beachte**

Kinder brauchen einen eigenen Trauer- und Beziehungsort, in dessen Schutz sie für sich traurig sein und weinen, aber auch dem Verstorbenen nahe sein können. Wir unterstützen deshalb Kinder in der Stabilisierungsarbeit, solch einen Ort einzurichten.

Kinder nehmen sich aber im Zeigen ihrer Trauer oft auch zurück, um die Eltern oder andere Familienmitglieder zu schützen. Sie möchten zum Beispiel die trauernden Eltern nicht auch noch mit der eigenen Trauer um den verstorbenen Bruder belasten. Kinder und Jugendliche gehen damit in eine Position der Parentifizierung, in der sie sich wie kleine starke Erwachsene verhalten und für die anderen trauernden Erwachsenen sorgen.

4. Kinder und Jugendliche trauern indirekt und symbolisch – Symbole der Trauer verstehen lernen!

> Der sechsjährige Tim scheint um den von ihm so geliebten verstorbenen Großvater nicht zu trauern. Die Eltern machen sich darüber Sorgen, weil er nicht weint und auch nicht traurig zu sein scheint. Dann entdecken sie, wie Tim im Garten kleine Gruben gräbt und kreuzförmige Ästchen in die Gruben steckt. Er kann sich damit stundenlang beschäftigen und ist ganz in seine Grabarbeiten vertieft.

Da Kinder durch den Tod eines nahen Menschen einerseits durch dissoziative Prozesse bei einem als traumatisch erlebten Verlust, andererseits durch die Angst vor intensiven Trauerschmerzgefühlen in ihrer Sprachfähigkeit blockiert sind, sucht sich der Verlustschmerz und die Trauer, aber auch die Liebe zum Verstorbenen andere Wege, sich zu zeigen und zu äußern. Auch der direkte Ausdruck über das Weinen und die Tränen kann für Kinder und Jugendliche bedrohlich sein, sodass auch diese Ausdrucksmöglichkeit häufig versperrt ist. So zeigen sich die Verlustgefühle, aber auch die innere Beziehung zum verstorbenen nahen Menschen häufig in einem symbolischen Handeln oder auch im Malen von entsprechenden Symbolen. Der symbolische Ausdruck der Gefühle verschafft zugleich eine erste Distanz zu diesen bedrohlichen Gefühlen. Im symbolischen Handeln, insbesondere im Spiel und Rollenspiel werden die Trauergefühle zudem in Aktion umgesetzt und nach außen abgeführt.

▶ **Beachte**
Kinder und Jugendliche drücken ihren Verlustschmerz und ihre Trauer häufig indirekt über symbolisches Handeln und das Gestalten von Symbolen aus. Auch die innere Beziehung zum verstorbenen nahen Menschen wird über Symbole gelebt.

Am Beispiel von Tim zeigt sich, wie Kinder indirekt trauern und ihre Trauer in Symbole übersetzen. Zum Teil sind die Trauersymbole vom Umfeld oder aus dem Erleben, zum Beispiel der Bestattung wie bei Tim, übernommen. Zugleich besitzen diese Symbole auch eine überindividuelle, archetypische Qualität und Kraft, die für Kinder und Jugendliche hilfreiche Ressourcen darstellen. So spiegelt sich beispielsweise die Beobachtung, dass die Trauer in Tränen fließt, in Symbolen des Wassers.

Wir achten deshalb genau darauf, in welchen symbolischen Handlungen sich die Trauer und die Liebe zum verstorbenen nahen Menschen ausdrücken, greifen diese auf und lassen sie zum Beispiel im Malen oder Sandspiel gestalten. Ebenso bieten wir Kindern und Jugendlichen von uns aus Symbole und symbolische Handlungen an, um ihre Trauer- und Liebesgefühle auszudrücken und zu gestalten (Kienecker & Schroeter-Rupieper, 2019).

5. Kinder und Jugendliche trauern mit regressiven Reaktionen – Regression erlauben und halten!

Kinder reagieren auf einen schweren Verlust mit regressivem Verhalten, bei dem sie auf Verhalten von früheren Entwicklungsstufen zurückkehren. Häufig ist dies ein mutistisch anmutendes sich Schaukeln, Daumenlutschen, wieder Einnässen, ein langes in die Luft-Gucken oder der Gebrauch von Babysprache. Jugendliche ziehen sich oft ins Bett zurück, schlafen viel oder beginnen mit Nägelkauen oder Haare ausreißen.

Meist wird dies als ein Versuch verstanden, die Aufmerksamkeit oder Zuwendung der Angehörigen zu gewinnen. Doch dieses Verständnis greift viel zu kurz und übersieht Wichtiges.

Ein schwerer Verlust, und damit ein Bindungstrauma, aktiviert in den Kindern und Jugendlichen Erfahrungen wie Ohnmacht, Verlassenwerden, Alleinsein und Hilflosigkeit, die sie aus früheren Entwicklungsphasen kennen. Jedes Kind kennt auch bei bester elterlicher Versorgung solche existentiellen Erfahrungen. Deshalb zeigen regressive Verhaltensweisen ganz direkt die Erfahrungen, die Kinder und Jugendliche durch einen Verlust, insbesondere durch traumatische Verluste, erleben. Die regressiven Verhaltensformen sind also Signalflags für die tiefe, weit in die früheste Kindheit zurückweisende Erfahrung von Ohnmacht und Alleinsein.

▶ **Beachte**

Regressives Verhalten von Kindern und Jugendlichen nach einem schweren Verlust machen deutlich, dass ein Verlust frühere Erfahrungen wie Ohnmacht, Alleinsein und Hilflosigkeit reaktiviert.

Deshalb müssen wir die im regressiven Verhalten sich zeigenden Gefühle sehen, herausarbeiten und sie wieder über das Gestalten nach außen bringen. Fühlen sich Kinder und Jugendliche in diesen existentiellen, auf frühere Erfahrungen zurückweisende Gefühlen gesehen und verstanden, so können sie allmählich das regressive Verhalten aufgeben.

6. Kinder und Jugendliche trauern handelnd und spielend – aufgreifen und als Rituale nutzen

Der dreizehnjährige Jakob will nicht an das Grab der verstorbenen achtjährigen Schwester gehen. Die Bitte der Eltern, mit ihnen zum Friedhof zu gehen, lehnt er ab. Wenn aber die Eltern das Grab richten und neu bepflanzen, ist Jakob mit größtem Eifer dabei. Er schleppt die Gartengeräte und die auf das Grab einzubringende Pflanzenerde.

Kinder und Jugendliche drücken ihren Schmerz und ihre Trauer häufig im konkreten Handeln aus. Dies gilt besonders für trauernde Jungen, die über konkrete, oft körperbetonte Aktivitäten ihren Schmerz in Handeln umsetzen. Nicht selten spielen Kinder Aspekte des traumatischen Todes des nahen Menschen nach, indem sie zum Beispiel immer wieder den tödlichen Unfall mit Spielautos nachstellen. Die Kinder gehen damit in eine aktive, gestaltende Position. Sie bewältigen das kognitiv nicht zu Verstehende und emotional nicht zu Bewältigende über die Handlung. Zugleich schützt das konkrete Handeln vor dem unmittelbaren Erleben des Verlustschmerzes.

▸ **Beachte**

Besonders Jungen setzen ihre Trauer in konkretes Handeln um. Bei traumatisierenden Verlusten spielen Kinder und Jugendliche Aspekte des traumatisierenden Sterbens des nahen Menschen nach.

Darüber hinaus hat das konkrete Tun meist auch einen Beziehungsaspekt. Im konkreten Tun zeigen Kinder und Jugendliche auch ihre Verbundenheit und Liebe zum verstorbenen Menschen, indem sie, wie Jakob durch die Grabbepflanzung, etwas für den Verstorbenen tun. Viele Kinder malen etwas für den Verstorbenen und bringen das Bild zum Grab. So wird diese Aktivität zu einer Liebeshandlung für den verstorbenen nahen Menschen.

Der Verlustschmerz, insbesondere aber auch die im Verlusttrauma eingefrorene Wut, kann über Wutausbrüche, Zerstörungsaktionen oder aggressives Verhalten ausgedrückt werden. Aggressionen sind oft Ausdruck der im Verlusttrauma erlebten Vernichtung des nahen Menschen, die dann im aggressiven Handeln unbewusst inszeniert wird. Oft ist die Aggression auch ein verzweifeltes Gegenmittel gegen die im Verlusttrauma erlebte Überwältigung und Ohnmacht. Zudem ist sie auch der Versuch, sich trotz bleibendem Numbing selbst zu spüren, ohne den Schmerz zulassen zu müssen.

▸ **Beachte**

Die Wut über den Verlust, über das Verlassenwerden und über die erlebte Vernichtung des nahen Menschen bei einem traumatisierenden

Verlust wird vor allem von Jungen über aggressives Handeln ausgedrückt und muss als Verlustreaktion verstanden werden.

Die aggressiven Handlungen, insbesondere von Jungen, greifen wir würdigend auf, erklären sie psychoedukativ, zugleich aber zeigen wir Wege und Methoden, wie die Aggression als Trauerausdruck begrenzt und in konstruktives Verhalten übersetzt werden kann. Beispielsweise können wir überlegen, was der aggressive Junge für den Verstorbenen tun kann, wie beispielsweise aus einem Stück Holz eine kleine Stele für das Grab des verstorbenen nahen Menschen zu schnitzen.

7. Kinder und Jugendliche trauern körperlich – Körpersymptome als Trauerausdruck und Beziehungsversuch verstehen

Der Vater des achtjährigen Tom hatte am Familientisch immer wieder über Bauchschmerzen geklagt und oft wenig gegessen. Dann wurde bei ihm ein Pankreaskrebs diagnostiziert, an dem er bald darauf verstarb. Nach dem Tod des Vaters entwickelte Tom massives Bauchweh, für das es keine medizinischen Befunde gab. Immer öfter verweigerte er wegen seiner Beschwerden den Schulbesuch.

Ein weiteres zentrales Ausdrucksmedium für Kinder und Jugendliche ist der Körper. Sie erleben den Verlustschmerz immer auch als Körperschmerz. Kinder leben einerseits sehr körpernah und andererseits können sie ihre Körperreaktionen noch nicht verstehen oder regulieren. Deshalb zeigen sich im und über den Körper alle intensiven Gefühle, so auch die Traumareaktionen wie Numbing und Freezing und die Verlustgefühle der Trauer.

Weil ein zugelassener Verlustschmerz zu bedrohlich wäre, bleibt er im Körper und zeigt sich dort als konkrete Körperbeschwerden und körperliche Symptome. Diese Körpersymptome sind also Zeichen und körperlicher Ausdruck der Traumareaktionen, des Verlustschmerzes und der Trauer.

Geradezu klassisch sind vor allem Bauchschmerzen, wie bei Tom, und Gefühle von Übelkeit und Appetitlosigkeit. Im Bauch wird über das Zwerchfell und eine gebremste Atmung der Schock zum Beispiel beim Auffinden des suizidierten nahen Menschen, aber auch die Trauer unbewusst festgehalten. Häufig sind auch Kopfschmerzen, besonders dann, wenn sich das Kind oder der Jugendliche viele Gedanken über den Tod oder die Gründe für den Suizid eines nahen Menschen macht. Diffuse Herzbeschwerden oder Stechen in der Herzgegend zeigen die Trauer als schmerzende Liebe.

▸ **Beachte**

Körpersymptome bei Kindern und Jugendliche nach einem Verlust müssen kinderärztlich untersucht werden.

Wir greifen die Körpersymptome von Kindern und Jugendlichen auf, erklären diese psychoedukativ als berechtigten Ausdruck der Trauer und lassen dann diese Körperempfindungen zum Beispiel beim Malen oder Spielen Gestalt annehmen.

Häufig wird allerdings übersehen oder nicht verstanden, dass Kinder und Jugendliche über ihre Körpersymptome dem Verstorbenen nahe sein können. Damit werden die Körpersymptome zu einem unmittelbar zu erlebenden Beziehungsmittel. Dies wird bei dem achtjährigen Tom deutlich, der über die analoge Symptomatik mit seinem Vater leidet und ihm darüber nahe ist.

▸ **Beachte**

Körpersymptome sind bei Kindern und Jugendlichen nicht nur Ausdruck des Verlustschmerzes und der Trauer, sondern oft auch ein Versuch, über das Körpersymptom dem Verstorbenen nahe zu sein.

Auch hier würdigen wir das Körpersymptom als naheliegendes Beziehungsmittel. Dann zeigen wir den Kindern und Jugendlichen andere Wege auf, die Beziehung zum Verstorbenen zu gestalten und zu leben. So lassen wir sie zum Beispiel bei Herzschmerzen ein großes rotes Herz malen und in das Herz lassen wir dann das, was im realen Herz geschieht und wehtut, einzeichnen. Zugleich formulieren wir die Liebesgefühle zum verstorbenen nahen Menschen, die wir ebenfalls in das Herz einschreiben.

8. Kinder und Jugendliche trauern die Trauer der anderen – die übernommene Trauer sehen

Kinder trauern neben dem eigenen Schmerz immer auch die Trauer der anderen. Sie übernehmen die Trauer der Angehörigen, die sie besonders deren nonverbalen Signalen entnehmen. Sie greifen auch die im verbleibenden Familiensystem als Atmosphäre und Stimmung schwebende Trauer auf. Die übernommenen Gefühle von Verlustschmerz und Trauer sind häufig ähnlich stark wie die eigene Trauer. Dies gilt umso mehr, je jünger die Kinder sind. Die eigenen unverständlichen Gefühle der Verwirrung und des Vermissens verlangen geradezu nach einer Eindeutigkeit und Erklärung, sodass jüngere Kinder sehr offen sind für die Gefühle der anderen, die die eigenen Gefühle verständlich machen.

Die Trauergefühle der anderen machen den jüngeren Kindern erst deutlich, was mit dem Tod des nahen Menschen geschehen ist und was sie an unverständlichen Gefühlen erleben. Ihre eigenen noch unklaren Gefühle von Vermissen und Sehnen werden durch die Trauergefühle der anderen erst zu Trauergefühlen. Ältere Kinder ab dem Vorschulalter übernehmen die Trauergefühle der anderen vor allem aus dem Mitgefühl für diese. Wir werden in Kapitel 7.5 sehen, wie wir mit dieser übernommenen Trauer arbeiten.

9. Kinder und Jugendliche trauern anders: Jungen trauern anders – Mädchen auch

Zwar gelten die hier aufgezeigten Formen des Trauerns für alle Kinder und Jugendlichen, aber es zeigen sich doch schon deutliche Unterschiede zwischen Jungen und Mädchen. Natürlich sollten wir sehr darauf achten, dass wir die geschlechtsspezifischen Formen des Trauerns nicht überbewerten und damit festschreiben. Aber gerade die Trauer der Jungen wird noch stärker unterschätzt, zumal Jungen mit zunehmendem Alter sich auch gegen eine professionelle Trauerbegleitung wehren oder diese nach kurzer Zeit beenden.

Jungen drücken ihren Verlustschmerz viel massiver über Handeln und Agieren aus. Sie wehren noch stärker ihre Gefühle ab, lassen sich oft schwer auf den Verlust und die damit verbundenen Gefühle ansprechen. Sie benutzen mehr als die Mädchen Wege zum Verdrängen, Vermeiden und Ablenken. Auch das aggressive, nicht selten destruktive Ausagieren des Verlustschmerzes ist fast ausschließlich bei Jungen zu finden.

▸ **Beachte**

Durch die spezifische Art des Trauerns bei Jungen wird ihre Trauer noch stärker unterschätzt. Insgesamt ist die Trauerbegleitung für sie deshalb auch schwieriger.

Mädchen dagegen lassen sich deutlich intensiver auf den Verlust und die damit verbundenen Gefühle ein und sind auch deshalb besser über gestaltende Methoden wie Malen, Tonen oder Basteln erreichbar.

Die Hintergründe für die Geschlechtsunterschiede des Trauerns bei Jungen und Mädchen sind nicht ganz klar, zumal seit etlichen Jahren in der Erziehung auch bei Jungen der Ausdruck von Gefühlen und das Zulassen des Weinens gefördert wird. Es scheint über kulturelle Prägungen hinaus evolutionsbiologische Gründe zu geben: So scheinen Jungen weniger auf Beziehungen als auf Aktion und Handlung hin geprägt zu sein. Sie scheinen Schmerz, insbesondere emotionalen Schmerz, als bedrohlicher zu empfinden und gehen deshalb viel stärker als Mädchen in die Abwehr und Vermeidung. Schließlich erleben sie einen Verlust vermutlich auch als Niederlage, die sie abwehren oder in Aktionen kompensieren müssen. In der Trauerbegleitung von Jungen müssen wir deshalb mit ihnen noch stärker handlungsorientiert arbeiten.

▸ **Beachte**
Die Trauerbegleitung von Jungen muss betont handlungs- und aktionsorientiert sein.

Handwerkliches Tun wie das Arbeiten mit Holz oder Stein, bei Jungen ab zwölf auch die Arbeit mit dem Computer, zum Beispiel mit der Gestaltung einer Homepage für den verstorbenen nahen Menschen oder der Entwicklung eines Computer-Spiels zum erlebten Verlust sind jungenspezifische Angebote, die noch viel zu wenig genutzt werden. Auch Bewegung und Sport sind Formen, in denen Jungen ihren Verlustschmerz und ihre Trauer nach außen bringen können; ebenso können sie hier Traumareaktionen auflösen. Es bieten sich auch Jungen-Trauer-Gruppen an, die gemeinsam eine Wanderung machen oder die in einer Turnhalle mit Ballspielen zum Thema Trauer in ihrem handlungsorientierten Trauern abgeholt werden.

KAPITEL 3

»Und Papa ist dort auf einem Stern!«

Ein beziehungsorientierter Trauer-ansatz – Trauerarbeit als Beziehungs- und Realisierungsarbeit

Mit dem programmatischen Titel »Continuing Bonds. New Understandings of grief« läutete dieses Buch von Dennis Klass und anderen ein neues Kapitel in der Trauerpsychologie ein (Klass u.a., 1996; Field & Filanosky, 2009). Ich habe die Erkenntnisse, die gerade auch für Kinder und Jugendliche gelten, aufgegriffen und einen beziehungsorientierten, den sogenannten hypnosystemischen Traueransatz entwickelt. Ich spreche deshalb auch nicht von Trauer-, sondern immer von Trauer- und! Beziehungsarbeit. Näheres dazu für die Erwachsenen findet sich in meinen verschiedenen Büchern (Kachler, 2019; 2020; 2021).

In diesem Buch wird dieser Ansatz für Kinder und Jugendliche entsprechend modifiziert und auf die entwicklungspsychologischen Möglichkeiten, emotionalen Prozesse und Bindungsbedürfnisse von Kindern und Jugendlichen bezogen.

Dabei steht nun nicht mehr das bisher dominierende psychoanalytische Trauerverständnis, wonach über das Loslassen der Verstorbene verabschiedet und die Beziehung zu ihm beendet werden soll, im Mittelpunkt. Vielmehr bewahren gerade Kinder und Jugendliche den Verstorbenen, zum Beispiel in der Erinnerung, und leben eine weitergehende innere Beziehung zu ihm – freilich mit der Realität seiner bleibenden äußeren Abwesenheit. Für Kinder und Jugendliche fassen Silverman & Nickman (Silverman & Nickman, 1996) in dem genannten Buch »Continuing Bonds« ihre Untersuchungsergebnisse wie folgt zusammen (S. 110, Übersetzung durch den Autor): »Trauernde Kinder … kreieren neue Verbindungen [zu den verstorbenen Eltern] … dabei werden die Eltern unsterblich im Herzen und im Geist der trauernden Kinder, nicht nur als Erinnerungen, sondern als Begleiter im Leben.«

Kinder und Jugendliche gestalten und leben nach dem Tod eines nahen Menschen eine innere Beziehung zu diesem. Wie meine Befragung alter Menschen nach Verlusten in deren Kindheit ergab, wird diese innere Beziehung sehr häufig von der Kindheit bis an das Lebensende bewahrt und gepflegt. Diese innere Beziehung zum Verstorbenen lässt sich am besten mit dem hypnosystemischen Ansatz nach Gunther Schmid (Schmid, 2020) verstehen und bearbeiten.

Exkurs: Der hypnosystemische Ansatz

Der hypnosystemische Ansatz wurde in den 80er-Jahren von Gunther Schmid in Heidelberg entwickelt (Schmid, 2020). Dabei werden die Hypnotherapie nach Milton Erickson (Haley, 2010) und der Systemische Ansatz (Wirth & Kleve, 2012) miteinander verbunden. Mit der Hypnotherapie können innere, meist unwillkürliche und unbewusste Prozesse wie Körperempfindungen, Einstellungen und Symptome, beispielsweise Schmerzen, über Imaginationen heilsam verändert werden. Die zu verändernden Symptome lassen sich in Hypnose, also in einer Trance, in Fluss und über die Ressourcen des Unbewussten zur Lösung bringen. Dabei verstehen wir unter Trance eine Fokussierung auf imaginative Prozesse in einer Tiefenentspannung, die durch verschiedene Methoden wie das Schließen und Schwerwerden der Augenlieder oder ein verlangsamter Atem eingeleitet wird.

Der systemische Ansatz wiederum geht davon aus, dass alle menschlichen Erfahrungen in Systemen wie zum Beispiel einer Partnerschaft, einer Familie oder eines Betriebes, aber auch in der Beziehung eines Menschen zu sich selbst gemacht werden. Dabei gibt es Muster, Regeln und Strukturen in einem System, welche die Kommunikation der Beteiligten ebenfalls meist unbewusst beeinflussen und steuern. Probleme und Symptome entstehen aus destruktiven Kommunikationsformen und Mustern zum Beispiel einer Familie, sodass umgekehrt die Veränderung des Systems zur Heilung von systemischen, aber auch individuellen Problemen und Symptomen führt.

Im hypnosystemischen Ansatz werden nun die äußere Kommunikation und das innere, weitgehend unbewusste Erleben ganz neu zusammengebracht: Die Regeln und Strukturen eines Systems und die Kommunikation zwischen den Beteiligten bewirken tranceartige Prozesse und körpernahe Erfahrungen wie zum Beispiel Ärger. Umgekehrt stärken und stabilisieren die unbewussten Tranceprozesse die Muster und Regeln der Interaktionspartner, zum Beispiel in einem scheinbar unlösbaren Konflikt zwischen Partnern.

Ich habe nun meinerseits den hypnosystemischen Ansatz auf die Verlust- und Trauersituation übertragen (Kachler, 2019). Dabei gehe ich von dem Wunsch vieler Trauernder aus, dass sie den verstorbenen nahen Menschen nicht loslassen, sondern als inneres Gegenüber in einer weitergehenden inneren Beziehung integrieren und bewahren wollen. Es entsteht also ein inneres System, das entsprechend den Erkenntnissen aus den systemischen Ansätzen genau so funktioniert wie eine reale konkrete Beziehung. Da diese weitergehende innere Beziehung zum Verstorbenen eine innere, imaginativ und körperlich gefühlte Beziehung darstellt, kann diese mit der Hypnotherapie erlebt, aber auch bearbeitet werden. So können Trauernde in einer imaginativen inneren Begegnung mit dem verstorbenen nahen Menschen einen ungelösten Konflikt nach systemischen Konfliktregeln klären. Der hypnosystemische Trauer- und Beziehungsansatz beschreibt also die Beziehung und das System zwischen dem Hinterbliebenen und dem Verstorbenen als einen inneren, imaginativ-symbolischen Prozess, der systemischen Regeln folgt.

1. Kinder und Jugendliche wollen und brauchen eine innere Beziehung zum verstorbenen nahen Menschen

> In einem Gespräch mit zwei Jungen im Alter von neun und zwölf Jahren frage ich diese nach dem plötzlichen Unfalltod ihres Vaters danach, an welchem Ort für sie ihr verstorbener Vater ist. Übereinstimmend antworten sie, dass er sich für sie auf einem Stern befindet. In einem nachfolgenden Gespräch erzählt der ältere der beiden, dass man in der Sternwarte mit dem Fernrohr zu diesem Stern schauen kann. Die Mutter besucht mit ihren Söhnen die Sternwarte. Auch wenn sie ihren Vater durch das Fernrohr nicht sehen konnten, befindet er sich für die beiden weiterhin auf dem betrachteten Stern.

Hier wird deutlich, dass die beiden Jungen ihren Vater auf einem Stern verorten und dort eine innere Beziehung zu ihm spüren. Für sie ist die Verortung eine konkrete Realität, die zugleich symbolische Qualität hat. Das Wissen um den Aufenthaltsort ihres Vaters beruhigt die beiden Jungen und gibt ihnen die Möglichkeit, die innere Beziehung zu ihrem Vater zu leben.

Trauernde Kinder fragen von sich aus fast immer nach einem guten, bewahrenden Ort für den verstorbenen nahen Menschen mit der Frage »Wo ist der Papa jetzt?« Dieser Ort soll einerseits den verstorbenen nahen Menschen bewahren, andererseits soll er dort für die innere Beziehung zu ihm zugänglich sein und bleiben. Dieser sichere Ort für den Verstorbenen ist ein zentrales Konzept des hypnosystemischen Trauer- und Beziehungsansatzes (Kachler, 2019).

Inzwischen haben viele empirische Untersuchungen zu den Continuing Bonds (Packman, et al. 2006; Wood, Byram, Gosling & Stokes, 2012; Simpkins & Myers-Coffmann, 2017; Karaydi, 2018), also zur inneren Beziehung bei Kindern und Jugendlichen, übereinstimmend folgende spontan entwickelten und gelebten Beziehungsaktivitäten ergeben:

- Kinder und Jugendliche fragen und suchen aktiv nach dem Aufenthaltsort des Verstorbenen.

- Kinder und Jugendliche denken häufig an den Verstorbenen. Als die Lehrerin die zwölfjährige Mona in ihrer Träumerei während des Unterrichts fragt, woran sie denke, beginnt das Mädchen zu weinen. In der Pause kann sie sagen, dass sie an ihren kürzlich verstorbenen Großvater gedacht hat.
- Kinder und Jugendliche spüren die Nähe des Verstorbenen und suchen Symbole für diese Nähe. So kann ein Schmetterling den verstorbenen nahen Mensch verkörpern oder ein Bote von diesem sein.

▸ **Beachte**

Manchmal ist die Nähe des Verstorbenen zu intensiv und bedrohlich. Zudem triggern intensive Näheerfahrungen auf der anderen Seite auch Schmerz und Trauer. Deshalb wünschen sich Kinder und Jugendliche einerseits Näheerfahrung, vermeiden sie aber oft auch ängstlich.

- Kinder und Jugendliche träumen vom verstorbenen nahen Menschen, oft von real erscheinenden Begegnungen mit ihm (Kachler, 2014).
- Kinder und Jugendliche bleiben über Beziehungsrituale in Verbindung mit dem verstorbenen nahen Menschen. Ein neunjähriges Mädchen trägt über mehrere Wochen den für sie viel zu großen Pullover ihrer verstorbenen Mutter und ist so ihrer Mutter nahe.
- Kinder und Jugendliche nutzen Erinnerungsstücke oder Fotos, um das Bild des nahen verstorbenen Menschen zu aktualisieren und ihm nahe zu sein.
- Kinder und Jugendliche malen Bilder oder basteln Gegenstände für den verstorbenen nahen Menschen und bringen sie zum Beispiel ans Grab. Diese auf den verstorbenen nahen Menschen bezogenen Handlungen sind als Beziehungsrituale zu verstehen.
- Kinder und Jugendliche übernehmen einzelne Verhaltensaspekte oder Charaktereigenschaften vom verstorbenen nahen Menschen. Sie wollen ihm damit gleichen und ihm über diese Identifikation nahe sein.
- Jugendliche lassen sich Tattoos mit dem Namen des verstorbenen nahen Menschen, mit einem stilisierten Portrait oder einem Sym-

bol von ihm machen. Damit tragen sie den verstorbenen nahen Menschen auf ihrer Haut und lassen ihn unter ihre Haut gehen.

Es gibt bei Kindern und Jugendlichen noch eine Vielzahl weiterer, oft sehr individueller Formen der Beziehungserfahrung und der Beziehungsgestaltung zum verstorbenen nahen Menschen. Da sich Kinder, insbesondere Jugendliche, oft dafür schämen, halten sie diese Erfahrungen zurück. Deshalb ist es unsere erste Aufgabe, einfühlsam und erlaubend nach solchen Erfahrungen zu fragen oder sie als eine ganz normale, häufig vorkommende Erfahrung anzubieten.

▶ **Beachte**

Wir fragen Kinder und Jugendliche nach ihren Beziehungserfahrungen mit dem verstorbenen nahen Menschen oder formulieren sie stellvertretend für sie als normale Möglichkeit. Wir normalisieren solche Erfahrungen, erlauben sie ausdrücklich, würdigen sie, verstärken und bauen sie für eine weitergehende innere Beziehung zum verstorbenen nahen Menschen aus. So wird aus der klassischen Trauerbegleitung immer auch eine Beziehungsbegleitung, die die innere Beziehung zum verstorbenen nahen Menschen fördert.

Wir unterstützen also Kinder und Jugendliche darin, eine sichere, nahe und verbindende innere Beziehung zu dem verstorbenen Menschen zu finden, sodass diese Beziehung zu einem integrierten und zugleich stärkenden Teil des weitergehenden Lebens werden kann. Ich nenne diese wichtige Linie der Trauerbegleitung Beziehungsarbeit. Dabei bieten wir Kindern und Jugendlichen Medien und Methoden an, wie sie ihre Beziehungsgefühle und ihre Beziehung gestalten können (Kapitel 6).

2. Kinder und Jugendliche in ihrem Schmerz und ihrer Trauer begleiten – mit der Realität des Verlustes leben lernen

Natürlich stehen neben der weitergehenden inneren Beziehung auch der Verlust und das Fehlen des verstorbenen nahen Menschen im Zentrum einer Trauer- und Beziehungsbegleitung von Kindern und Jugendlichen, ist doch der Tod des nahen Menschen der unmittelbare Anlass für eine Trauerbegleitung an einer Beratungsstelle oder in einer Kinder- und Jugendlichenpsychotherapie (KJP).

Wir haben in Kapitel 2 gesehen, wie anders im Unterschied zu Erwachsenen Kinder und Jugendliche einen Verlust erleben und wie anders sie ihre Trauer leben und ausdrücken.

Wir müssen diese Besonderheiten, insbesondere die entwicklungspsychologischen Bedingungen des Trauerns, berücksichtigen, wenn wir Kinder in der Trauer- und Realisierungsarbeit begleiten und sie dabei unterstützen. Die Trauerarbeit im engeren Sinne, die sich unmittelbar mit dem Verlust und den Verlustreaktionen beschäftigt, hat zwei Aspekte, die eng miteinander verbunden sind (Kapitel 7.3):

- **Realisieren des Todes des nahen Menschen und seiner bleibenden Abwesenheit mit dem Ziel, mit dem Verlust leben zu lernen**
  Kinder und Jugendliche ahnen und spüren intuitiv, dass mit dem Tod des nahen Menschen als fremde unbegreifliche Realität auch ihre eigene Realität sich grundlegend verändert hat. Damit diese schmerzliche Realität des Verlustes nicht weiter als unfassbare Bedrohung wirkt, sondern begreifbar, verstehbar und damit integrierbar wird, begleiten wir die Kinder und Jugendlichen, damit sie sich der schmerzlichen Realität des Todes des nahen Menschen behutsam annähern können. Dabei berücksichtigen wir die entwicklungspsychologisch vorgegebenen Grenzen der Kinder und Jugendlichen ebenso wie die Schutzfunktion der Traumareaktionen. Ziel ist es hier, dass die Kinder und Jugendlichen mit der Realität des Verlustes frei umgehen, ihn als Teil ihres Lebens integrieren und damit leben können.

- **Verlustschmerz und Trauer spüren, gestalten und externalisieren mit dem Ziel, die Trauer zu verabschieden**
  Wir unterstützen Kinder und Jugendliche darin, einen Zugang zu ihrem Verlustschmerz und ihrer Trauer zu finden, damit diese nach außen hin abgegeben und schließlich verabschiedet werden können. Würde der Verlustschmerz in der Psyche und im Körper dauerhaft verbleiben, käme es zunächst zu Auffälligkeiten wie Schulproblemen oder Rückzugsverhalten, schließlich zu depressiven oder psychosomatischen Störungen bei den Kindern und Jugendlichen. Wir werden in Kapitel 7.3 die verschiedensten Methoden für diese so wichtige Arbeit mit den Trauergefühlen als Gestaltungs- und Externalisierungsarbeit kennenlernen.

Die beiden Aspekte der Realisierungs- und Externalisierungsarbeit sind eng miteinander verknüpft: Wenn Kinder und Jugendliche wahrnehmen, dass ihr geliebter Mensch verstorben und nicht mehr anwesend ist, entstehen Gefühle des Verlustschmerzes, des Vermissens und der Trauer. Umgekehrt zeigen diese Gefühle den Kindern und Jugendlichen die Realität des Verlustes und die bleibende Abwesenheit des verstorbenen nahen Menschen an.

3. Kinder und Jugendliche in ihrem Verlusttrauma begleiten – das Bindungstrauma heilen und erlebte Traumatisierungen lösen

Wir haben gesehen, dass besonders der Verlust eines Elternteils oder Geschwisters immer auch ein Bindungstrauma verursacht. Häufig kommen dazu selbst erlebte traumatisierende Situationen wie das Auffinden des Verstorbenen oder das Miterleben seines Sterbens oder aber auch die vorgestellten Bilder, zum Beispiel vom Suizid eines nahen Menschen, dazu. Das Bindungstrauma und die traumatisierenden Erfahrungen lösen Traumareaktionen aus, die wir neben der unmittelbaren Verlust- und Trauerreaktion eigens berücksichtigen und bearbeiten müssen (Krüger, 2012; Weinberg, 2017; Kern, 2019).

Wir müssen bei der Trauerbegleitung und Trauertherapie von Kindern und Jugendlichen in vielen Fällen zugleich auch Traumaarbeit für das Bindungstrauma und die traumatisierenden Erfahrungen im Kontext des Verlustes leisten.

▸ **Beachte**

Trauerarbeit mit Kindern und Jugendlichen bedeutet oft auch Traumaarbeit am Verlusttrauma! Es ist die Arbeit am Bindungstrauma und an traumatisierenden Erfahrungen im Kontext des Todes des nahen Menschen.

Die Arbeit am Bindungstrauma und an den konkret erlebten Traumaerfahrungen im Kontext eines Verlustes umfasst folgende Aspekte

- **Stabilisierungsarbeit und Stärkung der Alltagsfunktionen**
  In der Stabilisierungsarbeit geben wir dem traumatisierten und verunsicherten trauernden Kind oder Jugendlichen eine haltende Beziehung und unterstützen es in seinem alltäglichen Funktionieren (Kapitel 5.3).
- **Arbeit mit dissoziativen Traumareaktionen**
  Wir versorgen die Traumareaktionen wie Flashbacks oder Alpträume, indem wir die eindringenden Bilder an einen abgegrenzten, bewahrenden Ort bringen lassen (Kapitel 5.8) und helfen dem Kind oder Jugendlichen, sich bei dissoziativen Reaktionen im Hier und Jetzt zu reorientieren (Kapitel 5.4).
- **Lindern des Bindungstraumas durch Beziehungsarbeit**
  Durch den Aufbau einer inneren, sicheren Beziehung zum verstorbenen nahen Menschen wird das Bindungstrauma gelindert und in ersten Ansätzen auch geheilt (Kapitel 6.3). Dies wird unterstützt durch eine heilsame Beziehungserfahrung mit der Trauerbegleiterin.
- **Versorgen der erlebten Traumatisierung**
  Wir versorgen die Traumaerfahrung wie den Schock, das Entsetzen, die Überwältigung und Ohnmacht, indem wir für das Kind oder den Jugendlichen heilsame Erfahrungen entgegensetzen, zum

Beispiel indem wir das entsetzte, ohnmächtige Kind oder den Jugendlichen die heilsame Nähe eines Engels oder starken Tieres erleben lassen oder es einen heilsamen Ort imaginieren lassen (Kapitel 5.8).

- **Versorgen des traumatisierten Verstorbenen**
  Kinder und Jugendliche leiden mit dem Tod als einem Trauma des verstorbenen nahen Menschen. Deshalb muss auch der traumatisierte Verstorbene selbst traumaheilend versorgt werden (weiteres dazu in Kachler, 2021). Wir überlegen mit dem Kind, wie ein heilender Ort für den Verstorbenen aussehen könnte. Dort, an diesem sicheren und zugleich heilsamen Ort sorgt sich zum Beispiel ein Engel oder der vorausgegangene Großvater um den zum Beispiel durch seinen Suizid traumatisierten verstorbenen Vater. Wir arbeiten heraus, dass es dem traumatisierten Verstorbenen dort gut geht und er mit seinen Wunden geheilt wird (Kapitel 6.5).
- **Realisieren und Integrieren der Traumaaspekte des Verlustes**
  Erst nach den bis jetzt geschilderten Prozessschritten können wir uns behutsam den Traumaaspekten des Verlustes, zum Beispiel dem Suizid des nahen Menschen nähern (Kapitel 7.3.2). Kinder und Jugendliche wollen und dürfen im Rahmen ihrer kognitiven und emotionalen Möglichkeiten wissen, was bei einem den Verstorbenen traumatisierenden Verlust geschehen ist.
- **Lösen der dissoziativen Traumareaktionen**
  Die dissoziativen Traumareaktionen lösen sich schrittweise mit dem bisher geschilderten Vorgehen. Da die dissoziativen Traumareaktionen einen Schutz darstellen, forcieren wir die Lösung der Traumareaktionen nicht direkt, ermöglichen sie aber mit verschiedenen Methoden (Kapitel 8.4).

Die Arbeit am Bindungstrauma und an den weiteren Traumaerfahrungen integrieren wir in den Gesamtprozess der Beziehungs- und Realisierungsarbeit in der Trauerbegleitung. Der hier angebotene hypnosystemische Traueransatz, der immer auch heilsame Beziehungsarbeit umfasst, wirkt selbst traumalösend, wiewohl wir auch mit spezifischen Methoden direkt auf das Bindungstrauma und die Traumareaktionen eingehen werden.

▶ **Beachte**
Die Verlusttraumaarbeit wird in die Beziehungs- und Realisierungsarbeit integriert und erfolgt immer wieder nur punktuell. Die hypnosystemische Beziehungs- und Realisierungsarbeit wirkt auch selbst traumalösend.

Wir arbeiten also nicht (!) in einer gesonderten Phase am Verlusttrauma. Dies wäre für Kinder und Jugendliche zu bedrohlich und überfordernd und würde zum Vermeidungsverhalten bis hin zum Abbruch der Trauerbegleitung führen. Deshalb arbeiten wir immer nur punktuell und an kleinen, klar begrenzten Ausschnitten des Verlusttraumas. Wir legen immer wieder auch Pausen ein und lassen den Kindern und Jugendlichen Zeit, den bearbeiteten Traumaaspekt zu integrieren.

Die spezifische Traumaarbeit mit den dafür hilfreichen Methoden werde ich deshalb im Folgenden in einer eigenen Rubrik, die in den jeweiligen Kontext von Realisierungs- und Beziehungsarbeit integriert ist, näher beschreiben:

Verlusttrauma-Extra
Hier beschreibe ich das spezifische Vorgehen der Arbeit am Verlusttrauma. Diese bleibt aber in der Beziehungs- und Realisierungsarbeit integriert.

4. Ein Metamodell für den Trauma-, Trauer- und Beziehungsprozess mit dem Ziel einer weitergehenden Entwicklung von Kindern und Jugendlichen

Wir können nun den gesamten Prozess, den ein Kind oder Jugendlicher nach einem schweren, meist traumatisierenden Verlust eines Eltern- oder Geschwisterteils als Metamodell darstellen (Abbildung 3.1). Ausgangspunkte sind je nach Schwere des Verlustes die Traumatisierung des Bindungssystems und die dazukommenden traumatisierenden Erfahrungen im Kontext eines Verlustes. Den traumatisierenden Verlusterfahrungen, dem bedrohlichen Verlustschmerz und der Trauer geben wir zunächst in der Stabilisierungsarbeit einen haltenden Rahmen (Kapitel 5).

Dann führen wir die Kinder und Jugendlichen in die eng miteinander verbundenen Prozesse der Beziehungs- und der Realisierungsarbeit, indem wir immer wieder zwischen Beziehungs- und Realisierungsarbeit hin- und herpendeln.

Bei Kindern und Jugendlichen beginnen wir zunächst ausdrücklich mit der Beziehungsarbeit (Kapitel 6), die auf der rechten Seite des Modells steht. Wir begleiten die traumatisierten und trauernden Kinder und Jugendlichen darin, eine sichere und zugleich freie Beziehung zum verstorbenen nahen Menschen zu finden. So unterstützen wir sie beispielsweise, einen guten sicheren Ort für den Verstorbenen zu finden und ihn als guten, hilfreichen Begleiter zu installieren und zu nutzen. Mit der Beziehungsarbeit lindern und lösen wir auch das Bindungstrauma, das wir zugleich mit spezifischen traumatherapeutischen, auf den Verlust bezogenen Methoden bearbeiten (vgl. jeweils die Rubrik »Verlusttrauma-Extra«).

Dabei pendeln wir immer wieder auf die Seite der schmerzlichen Realität des Todes des nahen Menschen und seiner bleibenden Abwesenheit. Wir führen in dieser Realisierungsarbeit (Kapitel 7), die auf der linken Seite des Metamodells dargestellt ist, Kinder und Jugendliche behutsam an die traumatisierende und schmerzliche Realität des Verlustes heran. Wir regen unsere jungen Klienten an, den dabei auftretenden Verlustschmerz und die Trauer mit verschiedenen Medien zu gestalten und zu externalisieren, um den Verlustschmerz und die Trauer schließlich zu verabschieden. Damit fördern wir auch die Lösung der Traumareaktionen, an denen wir auch immer wieder punktuell mit traumaheilenden Methoden direkt arbeiten. Ziel der Realisierungsarbeit ist neben dem Verabschieden der Trauer, dass das Kind oder der Jugendliche das Verlusttrauma in seine Person und Biografie integrieren kann.

In dieser Prozessbegleitung pendeln wir ständig zwischen der Realisierungs- und Beziehungsarbeit und laden Kinder und Jugendliche proaktiv ein, sich in diesem Pendelprozess durch die Verlustsituation und das Verlusterleben hin zu einer fortlaufenden Ent-

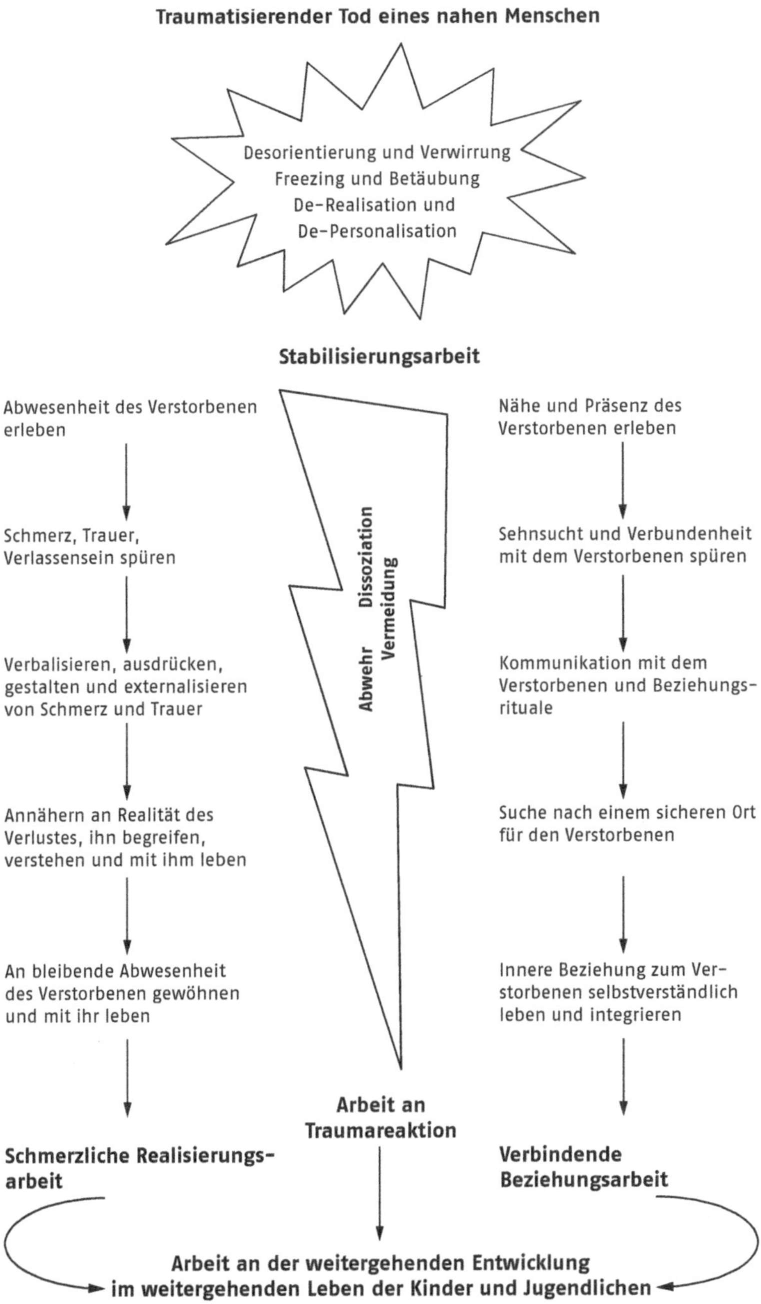

Abb. 3.1: Metamodell für den Trauer- und Beziehungsprozess bei Kindern und Jugendlichen

wicklung in ihrem rasch weiterschreitenden Leben zu bewegen. So ergibt sich ein Prozessfluss, der die Heranwachsenden in ein wieder glückliches Leben führt.

▶ **Beachte**
Ein Trauma-, Trauer- und Beziehungsprozess gelingt dann, wenn die Trauer zum Fließen und damit zum Abfließen kommen und die Beziehung und die Liebe zum verstorbenen Menschen frei gelebt werden kann. Dann können sich auch das Bindungstrauma und die erlebten konkreten Traumatisierungen lösen.

Das hier beschriebene und in Abbildung 3.1 dargestellte Metamodell zeigt uns in der konkreten Arbeit, an welcher Stelle des Prozesses wir uns befinden und in welche Richtung wir die Kinder und Jugendlichen einladen und begleiten müssen, damit sich dieser Prozess in Richtung einer gelingenden weitergehenden Entwicklung und eines gelingenden weitergehenden Lebens bis ins Erwachsenenalter bewegt.

5. Fünf Zielhorizonte als Aufgaben nach einem schweren Verlust

Aus dem soeben beschriebenen Metamodell des Trauer- und Beziehungsprozesses zwischen Trauma-, Beziehungs- und Realisierungsarbeit ergeben sich fünf Zielhorizonte, in die hinein wir trauernde Kinder- und Jugendliche einladen und begleiten:

- **Einladung zur Stabilisierung und zur Alltagsbewältigung**
  Wir stabilisieren Kinder und Jugendliche nach einem schweren Verlust und stärken sie in ihren Fähigkeiten für ein funktionierendes Alltagsleben (Kapitel 5). Wir fördern die emotionale Regulationsfähigkeit und ermöglichen damit Erfahrungen von Selbstwirksamkeit, indem wir trauernde Kinder und Jugendliche anleiten, mit ihren Trauma- und Trauerreaktionen, aber auch mit Wut- und Zorngefühlen konstruktiv umzugehen. Für die Trau-

mareaktionen, insbesondere für Traumatrigger, flashbackartige Traumbilder und Alpträume geben wir unseren jungen Klienten Halt und gestalterische Methoden an die Hand, sie zunächst zu begrenzen und sich vor ihnen zu schützen (Kapitel 5.8).

- **Einladung zu einer inneren Beziehung zum verstorbenen nahen Menschen**
  Wir ermutigen trauernde Kinder und Jugendliche zu einer inneren Beziehung zum verstorbenen nahen Menschen und begleiten sie beim Finden und Gestalten dieser inneren Beziehung, sodass sie zu einem hilfreichen und integrierten Teil der weiteren Entwicklung der Kinder und Jugendlichen werden kann (Kapitel 6). Dafür müssen auch Beziehungsstörungen wie die Wut auf den verstorbenen nahen Menschen oder Schuldgefühle ihm gegenüber geklärt werden (Kapitel 6.6).
- **Einladung zu Realisierung des Verlustes und zum Abgeben der Trauer**
  Wir begleiten Kinder und Jugendliche dabei, sich behutsam an die Realität des Verlustes im Rahmen ihrer kognitiven und emotionalen Grenzen anzunähern, sich mit ihr auseinanderzusetzen und sie zu integrieren. Dabei unterstützen wir sie, ihren Schmerz und ihre Trauer zu gestalten, zu externalisieren und sich schließlich von diesen Gefühlen zu verabschieden.
  Wir werden noch sehen, dass es neben der Trauer über den Tod und das Fehlen des nahen Menschen bei Kindern noch weitere zu bearbeitende Formen der Trauer gibt, nämlich die identifikatorische Trauer, die übernommene Trauer und die Trauer über Sekundärverluste (vgl. Kapitel 7.1).
- **Einladung zur Lösung des Bindungstrauma und der Traumaerfahrungen**
  Über die Ermöglichung einer inneren Beziehung zum verstorbenen nahen Menschen fördern wir eine Heilung des Bindungstraumas. Die heilsame Versorgung des traumatisierten Verstorbenen an einem heilsamen Ort für ihn unterstützt die Heilung des Bindungstraumas bei den Kindern und Jugendlichen (Kapitel 6.5). Ihre konkreten Traumaerfahrungen und dissoziativen Traumareaktionen versorgen wir heilsam im Rahmen der Stabilisierungsarbeit und lösend im weiteren Prozess (Kapitel 8.4).

- **Einladung zu einer weitergehenden Entwicklung und zu einem glücklichen Leben**
  Wir laden trauernde Kinder und Jugendliche in ihre weitergehende Entwicklung und wieder auflebende Lebendigkeit ein, sodass sie ihre durch den Verlust gebremste oder stillstehende Entwicklung wieder aufnehmen können und die anstehenden Entwicklungsaufgaben bewältigen können (Kapitel 8). Wir erlauben und fördern auch wieder Erfahrungen von Freude, Erfolg und Glück.

Wir erläutern diese Zielhorizonte den Eltern oder begleitenden Bezugspersonen und bitten um Zustimmung für diese Ziele. Bei den weiteren Sitzungen mit ihnen berichten wir unsererseits und fragen die Bezugspersonen, inwieweit der Prozess in Richtung dieser Zielhorizonte voranschreitet oder an welchen Stellen es Stillstände, Blockaden oder Einseitigkeiten gibt. Auch den zu begleitenden Kindern erklären wir auf eine einfache kindgemäße Weise die Zielhorizonte. Dabei nennen wir zunächst nur einen, nämlich den naheliegenden ersten Zielhorizont, zum Beispiel: »Ich möchte dir helfen, dass du nicht so schlimm vom Tod deines Papa träumen musst und dass deine Traurigkeit vergehen kann. Wäre das in Ordnung für dich?« In der nächsten Stunde können wir dann einen weiteren Zielhorizont vorschlagen und um Zustimmung des Kindes bitten: »Ich möchte mit dir herausfinden, wie du weiterhin deinem Papa nahe sein und zum Beispiel mit ihm reden kannst. Magst du das probieren?« Natürlich muss hier jede Trauerbegleiterin eigene Formulierungen finden, die sich für sie selbst stimmig anfühlen.

6. Symptome als Folgen von Blockaden und Einseitigkeiten im Trauma-, Trauer- und Beziehungsprozess

Die 13jährige Theresa lebt ganz in der inneren Beziehung zu ihrem verstorbenen Großvater, zieht sich zurück und vernachlässigt die Beziehung zu ihren Schulfreundinnen. Zugleich verleugnet sie die Realität des Todes ihres Großvaters und will zum Beispiel nicht an sein Grab gehen. In ihrem Rückzug und in ihrer Verleugnung entwickeln sich massive Ängste, die dann zur Schulverweigerung führen.

Auf dem Weg durch eine schwere Verlusterfahrung in Richtung der fünf Zielhorizonte gibt es, wie bei Theresa, immer wieder Blockaden und Einseitigkeiten im Trauma-, Trauer- und Beziehungsprozess, die sich in konkreten symptomatischen Erlebens- und Verhaltensweisen niederschlagen. Hier zeigt sich dann eine Komplizierte Trauma- und Trauerfolgestörung (KTTS) (Kachler, 2021), die bei einer Chronifizierung zu psychischen Symptomen wie einer Depression oder Psychosomatisierung wie dauerhaften Kopfschmerzen führen kann.

Zunächst sind diese Symptome meist noch nicht fixiert und können relativ leicht mit den hier dargestellten Methoden gelöst werden, sodass der Gesamtprozess wieder in Fluss kommt. Aus dem dargestellten Metamodell ergibt sich, an welcher Stelle und in welche Richtung wir die Blockade oder Einseitigkeit lösen müssen. So müssen wir zum Beispiel die Schuldgefühle des zurückbleibenden Bruders gegenüber seinem suizidierten Bruder über einen dialogischen Prozess mit ihm lösen, damit die blockierte innere Beziehung frei und gelöst werden kann.

Häufig kommen Kinder und Jugendliche, wie die 13jährige Theresa, allerdings auch mit Fixierungen und Chronifizierung dieser Blockade im Trauma-, Trauer- und Beziehungsprozess. Sie zeigen sich dann schon als ausgeprägte psychische Symptome, wie in massiven Konzentrations- und Lernstörungen, in einer Depression oder im Symptom des Einnässens. Hier greifen wir die Symptomatik auf und erarbeiten, an welcher Stelle des Trauer- und Beziehungsprozesses es zu einem Stillstand oder einer Einseitigkeit gekommen ist. Theresa erklären wir, dass sie sehr nahe bei ihrem Großvater ist und deshalb ihre Freundinnen verliert. Wir bieten ihr einen Weg an, die Beziehung zu ihrem Großvater zu begrenzen, ohne ihn zu verlieren. Wir erläutern ihr auch, dass durch ihre Vermeidung die Trauer in ihr steckenbleibt und ihre Lebendigkeit blockiert ist. Wir laden sie ein, allmählich den Tod ihres Großvaters zu spüren und die Trauer zu externalisieren. Darüber kann sie wieder lebendiger und offen für die Beziehungen zu ihren Freundinnen werden.

Ich werde im weiteren Verlauf solche ausgewählten Beispiele, wie das von Theresa und deren Behandlung, darstellen unter der Rubrik:

Symptomatische Blockaden und deren Behandlung.

Hier zeige ich beispielhaft, wie wir eine Komplizierte Trauma-Trauerfolgestörung (KTTS) und daraus folgende konkrete chronifizierte Symptomatiken, wie zum Beispiel eine Depression bei Kindern und Jugendlichen, bearbeiten und lösen können.

KAPITEL 4

»Wir brauchen Sie jetzt!«

Die Arbeit mit den Angehörigen und dem verbleibenden Familiensystem

Der 16jährige Niklas starb sehr rasch an einem Krebsleiden. Die zurückbleibende Familie mit den zwei zwölf und neun Jahre alten Söhnen redet nicht über den verstorbenen Niklas. Er scheint im Familienleben keine Rolle zu spielen. Bei genauerer Beobachtung der Söhne stellen die Eltern fest, dass der Zwölfjährige die Lieblingsmusik von Niklas hört und der Neunjährige das T-Shirt seines verstorbenen Bruders trägt. Die Eltern beobachten nun auch, dass die beiden Jungen wohl »heimlich« Familienfotos in der Fotokiste anschauen. Ich mache den Eltern bewusst, dass die beiden Söhne durchaus ihre Beziehung zu Niklas leben, auch wenn sie das nicht über das Gespräch tun. Ich ermutige die Eltern, Niklas im Familiengespräch öfters zu thematisieren. Ich leite sie an, Niklas zum Beispiel mit der Formel »und Niklas hätte dazu … gesagt« ins Gespräch einzuführen und gemeinsame Erinnerungen mit dem Satz »Wisst ihr noch, wie wir mit Niklas diese Unternehmung gemacht haben« wachzurufen.

Trauernde Kinder werden von den verbleibenden Angehörigen zur Trauerbegleitung in die Beratungsstelle oder in eine ambulante Kinder- und Jugendlichentherapie (KJP) gebracht. Beim Verlust von Vater oder Mutter ist dies der zurückbleibende Elternteil, beim Tod eines Geschwisters oder eines Großelternteils sind es oft beide Eltern, häufig auch nur die Mutter. Seltener kommen Angehörigen wie die Großeltern oder andere nahe Verwandte. Auch Jugendliche werden von Angehörigen angemeldet, brauchen dann aber nach einem Erstgespräch mit dem Angehörigen rasch eigene Sitzungen, besser jedoch schon den ersten Termin ohne Angehörige.

Wir brauchen die Unterstützung der nahen Angehörigen, meist eines Elternteils, damit die in der Trauer- und Beziehungsarbeit eingeleiteten Prozesse zu Hause nicht konterkariert, sondern unterstützt und weitergeführt werden. Zudem sollten wir als Beraterinnen keinesfalls in eine Konkurrenz mit den Angehörigen kommen. Dies würde die Kinder und Jugendlichen in massive Loyalitätskonflikte stürzen und in einer Blockadehaltung oder im Abbruch der Trauer- und Beziehungsbegleitung enden. Deshalb ist die Trauerbegleitung mit Kindern immer auch die Arbeit mit den relevanten Angehörigen. Im Folgenden werden die nötigen Prozessschritte vorgestellt, die zunächst im Erstgespräch und danach in weiteren Angehörigengesprächen fortschreitend umgesetzt werden. Diese finden nach jeweils drei bis vier Sitzungen mit dem Kind statt, bei Jugendlichen meist nur zu Beginn, eventuell nach einem größeren Behandlungsblock und dann am Ende einer Trauerbegleitung oder -therapie.

Wir prüfen mit den Angehörigen laufend, inwieweit sie unsere Anregungen umsetzen können, an welcher Stelle sie Unterstützung brauchen und was vertieft werden kann.

1. Die Angehörigen würdigen und Kooperation erbitten

Wir bedanken uns am Beginn des Erstgespräches ausdrücklich bei den Angehörigen, dass sie das trauernde Kind zur Trauerbegleitung bringen möchten und uns für diese Arbeit ihr so wichtiges Vertrauen schenken. Wir benennen auch einfühlsam, dass das angesichts der eigenen Trauer etwas Besonderes ist.

Zugleich betonen wir, dass wir als Trauerbegleiterinnen in unserer Wirksamkeit für das Kind begrenzt sind und deshalb die Angehörigen unbedingt brauchen, zum Beispiel für eine genaue und achtsame Beobachtung der Fortschritte des Kindes und für die Umsetzung der konkreten Anregungen und Impulse, die wir dem Kind vermitteln.

▸ **Beachte**

Sollten nur die Eltern oder ein Elternteil ohne ihr trauerndes Kind zur Trauerberatung für dieses kommen, weil das trauernde Kind oder der Jugendliche eine Trauerbegleitung ablehnt, arbeiten wir mit den Eltern wie in diesem Kapitel beschrieben und bilden sie zu »Trauercoaches« für ihr trauerndes Kind oder den Jugendlichen aus.

2. Erste Verlusttrauma-, Trauer- und Beziehungsdiagnostik

Wir bitten die Angehörigen zunächst, das Sterben und den Tod des nahen Menschen zu schildern, um den das Kind oder die Jugendliche trauert. Wir bleiben zunächst bei den faktischen Abläufen und Ereignissen und benennen einfühlsam die Betroffenheit der Angehörigen, ohne dies weiter zu thematisieren. In diesem ersten Gesprächsabschnitt können wir meist schon einschätzen, wie schwer und traumatisierend der Verlust für das Kind oder den Jugendlichen ist. Dann fokussieren wir darauf, wie das Kind oder der Jugendliche das Sterben, den Tod oder die Todesnachricht erlebt hat. Wir lassen uns die ersten akuten Verlusttrauma- und Trauerreaktionen genau beschreiben. Dann interessieren wir uns für die inzwischen gezeigten weiteren Trauma- und Trauerreaktionen und – unbedingt! – auch für bisherige Formen der weitergehenden inneren Beziehung, die wir als Ressource den Angehörigen deutlich machen. Wir befragen die Angehörigen auch nach anderen inneren und äußeren Ressourcen und Fähigkeiten des Kindes oder Jugendlichen.

▸ **Beachte**

Neben den Verlusttrauma- und Trauerreaktionen fragen wir nach Formen der weitergehenden, inneren Beziehung des Kindes und nach weiteren Ressourcen und Fähigkeiten.

Wir geben den Angehörigen eine erste, vorsichtige diagnostische Einschätzung über die Trauma- und Trauerreaktion des Kindes oder Jugendlichen, betonen aber, dass wir uns im direkten Kontakt mit dem Kind ein eigenes Bild verschaffen werden, das wir dann im nächsten Angehörigengespräch einbringen und erläutern werden.

Wir beenden das Gespräch mit dem Angebot der fünf Einladungshorizonte (Kapitel 3.5) und der Vereinbarungen zu Settingfragen wie Häufigkeit der Sitzungen, der Angehörigengespräche, Bezahlung bzw. Antragsverfahren für eine Kinder- und Jugendlichentherapie und anderen Formalien.

3. Anbieten der fünf Zielhorizonte und Settingfragen vereinbaren

Die Angehörigen wünschen sich meist, dass die Traumareaktionen, der Verlustschmerz und die Trauer des Kindes oder Jugendlichen rasch überwunden werden und dass sie durch den Verlust in ihrer Entwicklung nicht nachhaltig beeinträchtigt oder blockiert werden. Wir greifen diese zentralen Wünsche als sehr verständlich auf und erklären den Angehörigen, dass wir für das Erreichen dieser Wünsche fünf Zielhorizonte vorschlagen.

▸ **Beachte**

Wir gehen von den Wünschen der Angehörigen für das trauernde Kind oder den Jugendlichen aus, öffnen diese dann aber über das Angebot der fünf Zielhorizonte.

Zunächst erläutern wir die fünf Zielhorizonte für unsere Arbeit mit den Kindern und Jugendlichen und erfragen dafür jeweils die Zustimmung der Angehörigen und bitten um Unterstützung bei der Umsetzung der Zielhorizonte. Den inhaltlichen Teil des Erstgespräches schließen wir ab, indem wir die Angehörigen bitten, das trauernde Kinder oder den Jugendlichen in seinen Trauma-, Trauer- und Beziehungsreaktionen achtsam wahrzunehmen.

4. Die Angehörigen für die achtsame Wahrnehmung des Kindes oder Jugendlichen sensibilisieren

Wir bitten die Angehörigen, ihr Kind achtsam zu beobachten und wahrzunehmen. Dabei erklären wir, dass Kinder wie in Kapitel 2 gezeigt, ihren Schmerz und ihre Trauer auf besondere Weise, insbesondere durch Symbole, über das Handeln und über ihren Körper ausdrücken. Wir erläutern auch, dass Kinder und Jugendliche ihren Schmerz und ihre Trauer aus Scham zurückhalten oder verbergen. Wir beschreiben und erklären die Bedeutung und den Einfluss der Verlusttraumareaktionen auf den Trauer- und Beziehungsprozess, insbesondere auch die durch das Trauma induzierten Vermeidungsreaktionen. Ebenso bitten wir die Angehörigen, auch alle Beziehungsrituale und andere Kommunikationsformen, in denen das Kind oder der Jugendliche die Beziehung zum Verstorbenen lebt, genau wahrzunehmen.

5. Den Angehörigen die Trauma-, Trauer- und Beziehungsprozesse der Kinder und Jugendlichen erklären

Wir erläutern den Angehörigen die Bedeutung eines Verlustes für das Kind oder die Jugendliche, insbesondere auch das Verlusttrauma als Bindungstrauma und traumatisierende Erfahrungen beim Verlustereignis. Dann schildern wir die besonderen Formen des Trauerns bei Heranwachsenden, aber auch mögliche Traumareaktionen.

▸ **Beachte**

Bei der Aufklärung der Angehörigen über die besonderen Formen des Trauerns müssen auch mögliche Verlusttraumareaktionen genannt und erläutert werden.

Hier gehen wir besonders auf das Alter des zu begleitenden Kindes und auf die damit verbundenen entwicklungspsychologisch begründeten Formen des Trauerns ein.

Dann erklären wir in groben Zügen das hier vorgestellte hypnosystemische Trauma-, Trauer- und Beziehungsmodell einschließlich der Arbeit am Verlusttrauma und den Traumareaktionen. Hier empfehlen wir den Angehörigen auch hilfreiche Bücher für das Verständnis der kindlichen Trauerprozesse (Rauch, Rinder & Kern, 2017; Schmidt-Klering, 2017; Terhorst & Wenz, 2020; Schroeter-Rupieper, 2020).

6. Die Angehörigen zu einer erlaubenden und ermutigenden Haltung anregen

Wir ermutigen die Angehörigen, alle Verlusttraumareaktionen und Formen des Trauerns bei ihren Kindern zu erlauben und sie zum Aussprechen und zum nonverbalen Ausdruck ihres Verlustschmerzes zu ermutigen. Dies gilt natürlich genauso für alle Beziehungsgefühle und Formen der Beziehung zum verstorbenen nahen Menschen. Wir können einzelne auf das Kind oder den Jugendlichen zugeschnittene Erlaubnisse und Ermutigungen aus den Kapiteln 6, 7 und 8 mit den Angehörigen besprechen. Jede Form der Traumareaktionen, des Trauerns und der Beziehungsgefühle sollten die Angehörigen als sinnvoll, angemessen und spezifisch für ihr Kind aufnehmen und entsprechend würdigen. Besonders auch Missstimmungen, Ärger und Rückzug sollten die Angehörigen beachten und als spezifische Formen der Traumareaktionen und der Trauer verstehen.

▸ **Beachte**
Wir bitten Angehörige, Wut und aggressives Verhalten als Form der Verlusttraumareaktionen und der Trauer zu verstehen und dies den Kindern oder Jugendlichen zu erklären.

Gerade das Aushalten dieser Gefühlsbereiche ist für Angehörige oft schwierig. Wir leiten sie an, den Kindern zu signalisieren, dass sie ihren Zorn gut verstehen können, ist doch der Tod des nahen Menschen oft ungerecht und unbegreiflich. Daher sollten die Angehörigen Wut und Zorn als Formen des Trauerns benennen, erlauben und würdigen: »Ja, es ist so gemein, dass Niklas sterben musste, und darüber darfst du auch zornig sein.« oder: »Ja, zur Trauer gehört auch Wut und Zorn. Und auch diese Gefühle dürfen sein.«

7. Die Angehörigen zur Begrenzung und Verantwortungsübernahme ihrer eigenen Trauer anregen

Wir gehen im ersten Gespräch auch auf die Trauer der Angehörigen ein und würdigen sie als angemessenen Ausdruck ihrer eigenen Verlusterfahrung. Wir bitten die Angehörigen, dass sie zu ihrer Trauer stehen und dafür Verantwortung übernehmen. Wir bitten sie, für sich eine eigene Trauerbegleitung aufzusuchen, damit ihr Schmerz einen eigenen Raum hat, in dem sie ihre Trauer ausdrücken und bearbeiten können, ohne auf das trauernde Kind Rücksicht nehmen zu müssen. Gerade Elternpaare, die ein Kind verloren haben, sollten wegen der Unterschiedlichkeit des Trauerns unbedingt auch für ihre Paarbeziehung eine psychologische Beratung anstreben (Kachler & Majer-Kachler, 2013).

Die Angehörigen sollten die Aufnahme einer eigene Trauerbegleitung den Kindern mitteilen: »Auch ich bin in der Beratung. Und da wird mir und meiner Trauer geholfen.«

Es lässt sich oft nicht vermeiden, dass Angehörige auch vor ihren Kindern weinen. Dann sollten sie den Kindern vermitteln, dass dies ihre eigene Trauer ist, für die sie als Erwachsene mit Hilfe einer Beratung sorgen. Hier leiten wir die Angehörigen an, die Kinder und Jugendlichen von deren Parentifizierung zu entlasten. Die Angehörigen formulieren, dass sie ihre eigene Trauer für sich tragen und dafür die Verantwortung übernehmen und dass das Kind mit seiner Trauer genug zu tun hat und deshalb weder die Trauer der Angehörigen übernehmen noch die Angehörigen trösten muss. Kinder und Jugendliche übernehmen meist dennoch einen Teil der Trauer der Angehörigen, die wir in einem Rückgaberitual an die Angehörigen zurückgeben lassen (Kapitel 7.5).

▸ **Beachte**
Die eigene Trauer und die Verlustthemen der Angehörigen werden angesprochen und als Ausdruck des Verlustes gewürdigt, sind aber kein eigener Teil der Arbeit mit Angehörigen. Die trauernden Angehörigen, insbesondere trauernde Eltern, werden angehalten, eine eigene Trauerbegleitung aufzusuchen und die Kinder und Jugendlichen aus deren Parentifizierung zu entlassen.

In diesem Zusammenhang machen wir die Angehörigen, insbesondere trauernde Eltern oder Elternteile, darauf aufmerksam, dass sie in ihrem eigenen Schmerz zum Beispiel über den Tod des Kindes, emotional nur zum Teil für das zurückbleibende trauernde Kind präsent sein können. Dies ist zunächst ganz normal und sollte von den Eltern aber bewusst angenommen werden, sodass sie immer wieder ganz bewusst und punktuell für das trauernde Kinder oder den Jugendlichen präsent sein können, indem sie zum Beispiel sich ganz auf ein Spiel einlassen oder auch mit ihm mitlachen.

8. Die Angehörigen beim Verbalisieren der Traumatisierungs- und Trauergefühle unterstützen – bei sich und den Kindern und Jugendlichen

Wir leiten die Angehörigen an, ihre eigenen Verlust- und Beziehungsgefühle, aber auch die der Kinder und Jugendlichen, zu benennen und einfühlsam zu verbalisieren.

Ich betone dabei, dass dies bei den Beziehungsgefühlen für den verstorbenen nahen Menschen beginnt.

▸ **Beachte**
Die Verbalisierung der eigenen Gefühle und die der Kinder und Jugendlichen durch die Angehörigen muss bei den Beziehungsgefühlen zum verstorbenen nahen Menschen beginnen.

Wir bitten die Angehörigen, ihre eigenen Traumareaktionen und Trauer gegenüber dem Kind oder Jugendlichen nicht zu vermeiden oder zu verdrängen. Die ausgeblendeten Verlustgefühle wären sonst nonverbal und damit unterschwellig in der Atmosphäre weiter wirksam. Kinder und Jugendliche spüren dies, sind aber auf Phantasien angewiesen, wie sehr ihre Angehörigen unter dem Verlust leiden. Sie machen sich in aller Regel größere Sorgen um die Angehörigen und übernehmen nun noch stärker als üblich die Trauer der Angehörigen. Deshalb bitten wir die Angehörigen, ihre eigenen Traumareaktionen und ihre Trauer immer wieder zu benennen und sie zugleich zu begrenzen: »Ja, ich bin auch oft traurig über den Tod von Julian« oder: »Ja, Julian fehlt mir sehr« und: »Wenn ich am Grab von Julian bin, weine ich und lasse meine Tränen fließen.« Angehörige sollten dies immer ergänzen mit dem Hinweis: »Ich komme damit zurecht« oder: »Ich lasse mir in meiner Trauer helfen.«

Die Angehörigen werden damit auch zu einem Modell, wie man den Verlust, die Verlusttraumareaktionen und die Trauer verbalisieren kann und wie man die Trauer so zulassen kann, dass sie nicht überflutend ist.

Wir leiten die Angehörigen nun auch an, die Traumareaktionen wie das Numbing und die Trauer- und Beziehungsgefühle der Kinder und Jugendlichen einfühlsam zu benennen, wenn sie diese beobachten oder vermuten. Dabei nutzen wir Methoden aus der Gesprächstherapie, wie das einfache Benennen oder das Spiegeln von Gefühlen.

Eine wichtige Hilfe bei der kindgemäßen Verbalisierung sind Bilderbücher, von denen es inzwischen eine große und gute Auswahl gibt (hier sei nur ein kleine Auswahl genannt: Funke, 2021, Kachler, 2017; Geisler, 2018; Bosse & Klammt, 2016). Für Jugendliche gibt es nur wenige Bücher (Farm, 2014; Bosse & Klammt, 2018).

Wir bitten die Angehörigen, die für ihre Situation passenden Bilderbücher anzuschaffen und sie mit den Kindern zu lesen. Wenn Kinder dies vermeiden, sollten die Angehörigen die Bilderbücher als Angebot offen in der Wohnung liegen lassen. Sehr häufig schauen sich dann Kinder diese Bilderbücher »heimlich« an. In vielen Bilderbüchern werden nicht nur die Trauer- und Beziehungsgefühle stellvertretend verbalisiert, sondern auch die Vorgänge des Sterbens und der Sinn von Trauergefühlen erklärt.

▶ **Beachte**
Kinderbücher zum Thema Verlust und Trauer sind für die Angehörigen eine wichtige Hilfe zur Verbalisierung der Trauer- und Beziehungsgefühle, aber auch für die Kinder selbst. Dies gilt auch für entsprechende Jugendbücher.

9. Die Angehörigen zum Erinnern an den Verstorbenen anregen

Es ist eine wichtige Aufgabe der Angehörigen, den verstorbenen nahen Menschen für die trauernden Kinder und Jugendlichen über behutsames Benennen seiner Person in der Präsenz zu halten und so die innere Beziehung der Kinder und Jugendlichen zu ihm zu fördern. Wie im obigen Fallbeispiel ersichtlich, vermeiden dies Angehörige häufig, weil sie bei sich oder bei dem trauernden Kind eine Trauerattacke befürchten. Dies kann zwar nicht ausgeschlossen werden, doch der Gewinn des Einbringens des Verstorbenen ist bei weitem größer. Angehörigen fällt es am leichtesten, über Erinnerungen vom Verstorbenen zu sprechen: »Da fällt mir ein, wie wir zusammen mit Niklas im Fußballstadion waren.« Angehörige können den verstorbenen nahen Menschen in eine Situation einbringen, indem sie formulieren: »Niklas hätte jetzt bestimmt seinen üblichen Witz gemacht.«

Wenn Angehörige so den Verstorbenen einbringen, haben die trauernden Kinder und Jugendlichen die Freiheit, darauf einzugehen und eigene Erinnerungen beizubringen oder aber es auch einfach so stehen zu lassen. Wenn die Angehörigen den verstorbenen nahen Mensch durch das Benennen seiner Person oder durch wachgerufene Erinnerungen einbringen, kann er zu einem selbstverständlichen Teil der zurückbleibenden Familie werden und die Kinder und Jugendlichen zu eigenen Erinnerungen und damit zu einer eigenen inneren Beziehung zum verstorbenen nahen Menschen anregen.

Wir überlegen zusammen mit den Angehörigen, welche gemeinsamen Beziehungsrituale möglich sind, wie zum Beispiel dass die Familie am Wochenende gemeinsam zum Friedhof geht, gemeinsam

Fotos des Verstorbenen anschaut oder für ihn eine Kerze anzündet. Wir ermutigen die Angehörigen, diese Rituale einzuführen und sie auch für die Kinder und Jugendlichen zu einem selbstverständlichen Teil des familiären Lebens werden zu lassen.

▸ **Beachte**

Wir besprechen mit den Angehörigen gemeinsame Erinnerungs- und Beziehungsrituale, die sie mit dem trauernden Kind oder Jugendlichen umsetzen und einüben.

10. Die Angehörigen zu einer begrenzten Verortung des verstorbenen nahen Menschen anleiten

Wir regen die zurückbleibenden Angehörigen an, zusammen mit dem trauernden Kind oder Jugendlichen dem verstorbenen nahen Menschen einen guten Platz im Familiensystem zu geben. Bei dem Tod eines Elternteils ist dafür der zurückbleibende Elternteil, beim Tod eines Geschwisters sind beide Eltern verantwortlich. Wir besprechen in der Sitzung mit den Angehörigen, wie diese Verortung im Familiensystem aussehen könnte. In der Stunde mit dem trauernden Kind oder Jugendlichen fragen wir diese, welche symbolische Repräsentation, zum Beispiel mit einem gemalten Bild, und welche Verortung sie sich wünschen.

In aller Regel wird eine Gedenkstelle für den Verstorbenen in der Wohnung oder im Haus eingerichtet. Meist stehen dort ein oder mehrere Fotos, eine Kerze oder eine Vase mit Blumen und wichtige Erinnerungsgegenstände.

Das trauernde Kind oder der Jugendliche kann für diese Gedenkstelle etwas malen, basteln oder mit Ton formen. So gestaltet das trauernde Kind oder der Jugendliche die Gedenkstelle mit und ist darüber zugleich auch mit dem verstorbenen nahen Menschen in Beziehung. Jugendliche richten meist in ihrem Zimmer noch eine eigene Repräsentation und Verortung des verstorbenen nahen Menschen ein.

Manchmal aber wird die Gedenkstelle so massiv oder so zentral im

Haus oder in der Wohnung eingerichtet, dass sie emotional und atmosphärisch das Leben und Erleben der Kinder und der Familie dominiert. Wir machen die Angehörigen darauf aufmerksam und überlegen mit ihnen, wie der verstorbene nahe Mensch über die Gedenkstelle einen guten, gewürdigten, aber nicht zu dominanten Platz erhält. Manchmal sollten die Angehörigen die Größe der Gedenkstelle auch verkleinern, zum Beispiel die Anzahl der Fotos des verstorbenen nahen Menschen reduzieren. Dabei betonen wir, dass der Verstorbene seinen Platz im Familiensystem behält, aber dass nun auch wieder mehr Raum für die anderen Familienmitglieder möglich wird, insbesondere für das trauernde Kind oder den trauernden Jugendlichen.

▸ **Beachte**

Die Gedenkstelle für den Verstorbenen darf das familiäre Leben und das Erleben des trauernden Kindes oder Jugendlichen nicht beherrschen. Sie sollte deshalb räumlich begrenzt sein und nicht an einem alles dominierenden Platz eingerichtet werden.

11. Die Angehörigen zum behutsamen Benennen der Realitäten des Verlustes anleiten

Bei der Realisierungsarbeit geht es darum, dass die Angehörigen lernen, zunächst das Fehlen und Nicht-mehr-Kommen des verstorbenen Menschen zu benennen. Da dieser Aspekt zum Beispiel durch den leeren Platz des Verstorbenen am Esstisch präsent ist, sollte dieser Aspekt benannt werden, damit das Fehlen des nahen Menschen für die Kinder nicht zu einem tabuisierten Thema wird. Dies kann in einfachen, knappen Sätzen ausgesprochen werden: »Der Platz von Niklas ist leer und er ist nicht dabei. Wie schade« oder: »Wie schön, wenn Claudio hier dabeisitzen würde.« Weit schwieriger ist es, das Sterben und den Tod, insbesondere einen traumatisierenden Tod wie einen Suizid, zu thematisieren (Paul, 2019). Auch hier sollten die Angehörigen behutsam, aber auch wahrheitsgemäß vom Sterben und den Umständen des Todes des nahen Menschen sprechen. Hier brauchen fast alle Angehörigen unsere konkrete Hilfestellung und Anleitung.

▶ **Beachte**
Die Informationen über den traumatisierenden Tod und die Todesumstände des nahen Menschen, insbesondere über seinen Suizid, sollten von den Angehörigen vermittelt werden. Nur in Ausnahmefällen kann diese Aufgabe an die Trauerberaterin delegiert werden. Beim Benennen und Besprechen dieser Informationen sollten die Angehörigen anwesend sein.

Dies ist besonders wichtig, wenn der nahe Mensch beispielsweise durch einen entstellenden Unfall oder durch einen Suizid verstorben ist. Wir müssen auch deutlich machen, dass die Kinder und Jugendlichen gerade von den Angehörigen die Informationen über den Tod und die Todesumstände erhalten sollten. Auch die Kinder und Jugendlichen selbst erwarten von den Angehörigen diese Informationen, oft richten sie deshalb indirekte oder nur angedeutete Fragen nach den Todesumständen an die Angehörigen. Wir erläutern den Eltern folgende wichtige Prinzipien (Paul, 2019):

- **Verheimlichen eines Suizids oder eines traumatisierenden Todes ist auf Dauer nicht möglich und destruktiv**
  Häufig wird zum Beispiel der Suizid des nahen Menschen durch Zufälle oder durch ungeschützte Mitteilungen von anderen offenbar. Ältere Kinder und Jugendliche suchen auch aktiv nach Hinweisen zum traumatischen Tod des nahen Menschen, indem sie nach Briefen oder Dokumenten wie Gutachten suchen. Oft deuten sie unklare Hinweise selbst und entwickeln eigene, meist bedrohliche Bilder vom traumatisierenden Tod des nahen Menschen.
- **Auf Fragen und Nachfragen eingehen**
  Jüngere Kinder fragen oft sehr direkt, ältere Kinder und Jugendliche fragen meist indirekt nach den Todesumständen bei einem schweren Verlust. Sobald Kinder und Jugendliche fragen, ist dies eine indirekte Aufforderung, die Realitäten des traumatisierenden Verlustes behutsam zu benennen.

- **Heilsame Versorgung des traumatisierten nahen Menschen benennen**
  Gerade wenn der nahe Mensch bei seinem Tod oder Suizid schwer verwundet und entstellt wurde oder er sehr leiden musste, müssen die Eltern betonen, dass er jetzt an seinem guten, heilsamen Ort eine Heilung erfahren hat und es ihm dort jetzt gutgeht. Auf diese traumatherapeutische Versorgung des nahen Menschen gehe ich später näher ein (Kapitel 6.5). Wenn Kinder und Jugendliche dies wissen, können sie sich ohne Angst die schlimmen Todesumstände des nahen Menschen anschauen.
- **Behutsame und schrittweise Annäherung an die schreckliche Realität**
  Wir leiten die Eltern an, zunächst zurückhaltend über den traumatisierenden Tod, insbesondere den Suizid des nahen Menschen zu sprechen, wie zum Beispiel: »Ja, Clara wollte nicht mehr leben und hat sich das Leben genommen.« Wenn die Kinder bereit sind, mehr zu erfahren, werden sie weitere Fragen zu den genaueren Umständen zum Beispiel zu dem Suizidmittel stellen.
- **Erklärungen helfen den Kindern und Jugendlichen**
  Eltern sollten ihren Kindern erklären, wie es zu dem Unfall oder zu dem Suizid gekommen ist. Insbesondere die Suizidmotive sollten behutsam angesprochen werden, wie zum Beispiel: »Papa war traurig und konnte deshalb nicht mehr leben.«
  Oft ist es hilfreich, den Suizid in der Erkrankung der Depression zu verankern, sodass dieser für die Kinder und Jugendlichen eine klare Ursache hat.
- **Wegstellen der Informationen**
  Wir bitten die Angehörigen, am Ende des Gesprächs dem Kind oder Jugendlichen den Impuls zu geben, die Information wegzustellen und wegzupacken (Kapitel 5.4).

Da der hier beschriebene Prozess der Annäherung an den traumatisierenden Verlust und die Umstände für die Angehörigen sehr schwierig ist, begleiten wir sie hierbei sehr achtsam und unterstützen sie darin, behutsam und schrittweise vorzugehen. Wir unterstützen diesen Prozess unsererseits, indem wir in unseren Stunden mit dem Kind parallel dazu an diesen Themen mit unseren Methoden arbeiten.

12. Arbeit mit verändertem Familiensystem und veränderter Position des trauernden Kindes

Wir machen die Angehörigen, insbesondere die Eltern, schon sehr früh darauf aufmerksam, dass sich mit dem Tod eines Geschwisters oder eines Elternteils die Familienstruktur und damit die bisherige Position des trauernden Kindes oder Jugendlichen gänzlich verändert (Rechenberg-Winter & Fischinger, 2010; Rechenberg-Winter, 2017).

▸ **Beachte**
Wir sprechen schon früh die veränderte Familienstruktur und die damit verbundenen Risiken für das trauernde Kind oder den Jugendlichen an, damit sich die Struktur nicht destruktiv verfestigen und chronifizieren kann.

Bei dem Tod eines Elternteils sollte das trauernde Kind oder der Jugendliche nicht in die Position des verstorbenen Elternteils eintreten und dort nun Ersatzfunktionen übernehmen. Beim Tod eines Geschwisters sollte das trauernde Kind nicht das verstorbene Kind ersetzen wollen. Vielmehr ist es besonders wichtig, dass die Eltern das trauernde Kind in seiner Position halten und die Differenz zum verstorbenen bewahren.

Die weitere Arbeit am bleibend veränderten Familiensystem greifen wir im gesamten Prozess immer wieder auf, sodass der Übergang zu einem neuen, nicht parentifizierenden Familiensystem möglich wird.

13. Normalität leben – so weit wie möglich!

Wir bitten die Angehörigen, sobald und so weit wie möglich wieder den familiären Alltag zu leben und damit den trauernden Kindern und Jugendlichen wieder eine stabilisierende Normalität zu ermöglichen. So darf es auch wieder schöne Unternehmungen wie einen Ausflug oder den Besuch eines Zoos geben. Auch Feste wie Weihnachten oder der Geburtstag des trauernden Kindes sollten gefeiert werden, auch wenn das den Angehörigen manchmal, insbesondere beim Verlust eines Kindes, schwerfällt. Bei diesen Festen darf dann das trauernde Kinder oder der Jugendliche ganz im Mittelpunkt stehen, auch wenn manchmal die Trauer doch präsent ist oder die Erinnerung an das letzte Fest, an dem der verstorbene nahe Mensch noch dabei war, auftaucht.

Die meisten Angehörigen tendieren allerdings dazu, die Alltagsaufgaben zum Vermeiden und Verdrängen der Trauer einzusetzen.

▸ **Beachte**

Der Alltag und die Alltagsaufgaben dürfen von den Angehörigen nicht zur Verdrängung der Trauer und (!) des Verstorbenen eingesetzt werden.

Deshalb müssen wir sie darauf aufmerksam machen, dass bei der so wichtigen Normalisierung des Alltagslebens der Familie und der Kinder das bewusste Trauern und die verbalisierte und symbolische Präsenz des verstorbenen nahen Menschen einen wichtigen Platz im Alltagsleben braucht.

KAPITEL 5

»Du bist jetzt nicht allein!«

Stabilisierungsarbeit für trauernde Kinder und Jugendliche

Nach dem plötzlichen Unfalltod des Vaters scheint der fünfjährige Noah nicht zu trauern. Doch sobald seine Mutter das Zimmer verlassen will, hält er mit dem Spielen inne, scheint zu erstarren und springt dann unversehens auf. Er hält seine Mutter weinend und schreiend zurück. Abends kann er nur in Gegenwart der Mutter im Wohnzimmer einschlafen.

Wie dieses Beispiel zeigt, sind Kinder insbesondere bei traumatisierenden Verlusten häufig emotional destabilisiert und ängstlich. Deshalb müssen wir vor der eigentlichen Trauma-, Trauer- und Beziehungsarbeit klären, ob Kinder und Jugendliche dafür stabil genug sind und sich auf diese Arbeit einlassen können.

Eine Destabilisierung zeigt sich besonders in folgenden Signalen:

- **Angst vor weiteren Verlusten**
  Sollte es wie bei Noah im obigen Fallbeispiel eine massive bis hin zu panikartiger Angst vor weiteren Verlusten wichtiger Bezugspersonen geben, muss die Stabilisierungsarbeit vor allem die durch den Verlust in Frage gestellte Bindungsfähigkeit wieder herstellen und stärken. Die Angst vor einem weiteren Verlust äußert sich oft in Alpträumen und darin, dass die Kinder sich bei Angehörigen festklammern, sie nicht weggehen lassen wollen und dass sie Angst vor Neuem haben. Sprechen Kinder diese Verlustangst

deutlich aus oder äußert sie sich in den genannten Symptomen, müssen wir über die Stabilisierungsarbeit Sicherheit und haltende Bindung vermitteln.

▶ **Beachte**

Die Angst vor weiteren Verlusten ist für Kinder und Jugendliche neben Verlustschmerz und Trauer ein weiteres zentrales Leitgefühl nach einem schweren Verlust. Bei älteren Kindern kann es auch die Angst sein, selbst sterben zu müssen. Diese Ängste müssen eigens berücksichtigt und bearbeitet werden. Dies geschieht zunächst schwerpunktmäßig im Rahmen der Stabilisierungsarbeit.

- **Angst vor Traumareaktionen und Trauergefühlen**
  Häufig haben Kinder und Jugendliche Angst vor ihren Traumareaktionen und ihren Verlust- und Trauergefühlen. Vermeiden sie ängstlich oder panisch alle Trauma- oder Verlustthemen und verschließen sie sich oder erstarren schon beim behutsamen Ansprechen des Verlustes, müssen wir sie anleiten, ihre Traumareaktionen und Trauergefühle mit unserer Hilfe allmählich zu begrenzen und zu regulieren.
- **Überflutende Trauerattacken und intrusive Traumabilder**
  Immer wieder werden Kinder und Jugendliche von Trauer- und Weinattacken überflutet oder es gibt belastende Intrusionen von Verlusttraumabildern, sodass sie ihren Alltag, wie den Besuch von Kindertagesstätte oder Schule, nur schwer oder gar nicht absolvieren können. Hier müssen wir den Kindern und Jugendlichen zeigen, wie sie Traumabilder und drohende Trauerüberflutungen begrenzen und wegstellen können, damit sie nicht erneut in eine Ohnmachtserfahrung geraten.

Die Stabilisierungsarbeit bereitet Kinder und Jugendliche für die Arbeit an ihren Traumareaktionen und an den Verlustschmerz- und Trauergefühlen vor, indem wir ihnen einen stabilen und haltenden Rahmen gewähren, in dem sie ihre Angst ein Stück abbauen und begrenzen können und ihre Verlusttrauma- und Trauergefühle mit unserer Unterstützung regulieren können.

1. Das trauernde Kind oder den Jugendlichen kennenlernen und Bindung anbieten

Im Erstkontakt mit dem trauernden Kind oder Jugendlichen stellen wir eine erste Beziehung her und prüfen, wie stabil das Kind ist.

Wir beginnen mit bekannten Eingangsformeln: »Gut, dass du da bist«, »Freut mich, dich kennenzulernen« oder »Hallo, schön, dass ich dich kennenlernen kann.« In aller Regel nennen wir auch den Grund des Kommens, damit wir über die Zusammenarbeit die zugehörige Überschrift setzen: »Du kommst ja, weil dein Papa gestorben ist und du vielleicht darüber sehr traurig bist.« Geht das Kind oder der Jugendliche darauf ein, können wir auch hier schon einige Fakten zum Verlust erfragen. Wir vertiefen es hier aber nicht, sondern bieten ein erstes allgemeines Kennenlernen mit verschiedenen Methoden an, wie zum Beispiel über bereitgestellte Grußpostkarten mit verschiedenen Motiven oder mit der Bitte, das eigene Kinderzimmer zu malen oder im Sandspiel nachzubauen.

▶ **Beachte**

Wir bieten Bindungserfahrung an, aber wir achten darauf, nicht zum Ersatz für die verstorbene Person zu werden. Wir betonen deshalb die Differenz zwischen uns als Trauerbegleiterin und dem verstorbenen nahen Menschen.

Wir können dem Kind aber auch den Impuls geben, im Kinderspieltherapiezimmer etwas zum freien Spiel, wie das Spiel mit Puppen oder ein Brettspiel, auszusuchen. Besonders Jungen greifen eher zu Regelspielen, die mehr Sicherheit und Struktur bieten.

Gegen Ende der ersten Sitzung[1] kommen wir nochmals auf den Beratungsanlass des Verlustes zu sprechen. Wir bieten dem Kind oder Jugendlichen einen der fünf Einladungshorizonte, meist zunächst den der Beziehungsarbeit an: »Ich freue mich, wenn du weiterhin kommst und dann gucken wir, wie du deinen Papa weiter

1 Auch wenn in der Arbeit mit Kindern und Jugendlichen keine Gesprächssitzung stattfindet, bezeichne ich die jeweilige Stunde als Sitzung, als Therapiestunde oder Stunde.

gernhaben kannst. Später kann ich dir helfen, dass deine Traurigkeit vergehen kann. Wäre das für dich in Ordnung?«

2. Präsenz, Sicherheit und haltende Haltung vermitteln – Struktur einer Sitzung

Für die ersten Sitzungen müssen wir verbal und nonverbal unsere sichere und haltende Präsenz zeigen: »Ich bin jetzt für dich und deine Trauer da« oder: »Ich achte gut auf dich. Hier in diesem Raum bist du ganz sicher.«

Dabei sollten wir sicher sein, dass wir selbst die Themen Sterben und Tod und den konkreten Verlust des Kindes oder Jugendlichen, insbesondere einen traumatisierenden Verlust, aushalten und halten können. Wir müssen auch sicher sein, dass wir »stärker« als die oft überwältigenden Verlusterfahrungen des Kindes oder Jugendlichen sind, alsodass wir sie begrenzen und so halten können, dass sie für die Kinder und Jugendlichen aushaltbar werden.

▶ **Beachte**

Als Trauerbegleiterinnen müssen wir uns sicher sein, dass wir sowohl dem Sterben und Tod als auch den Trauma- und Verlustgefühlen standhalten, sie aushalten und begrenzend halten können.

Wir vermitteln Ruhe und Sicherheit, indem wir nonverbal mit Armen und Händen haltende Gesten zeigen, unsere Stimme im Körperzentrum gegründet ist, unsere Sprache langsam fließt und wir zugleich eine Atmosphäre von gelassenem, der Trauersituation angemessenem Ernst zeigen. Zudem sollten wir unseren Sitzungen eine klare, für das Kind oder den Jugendlichen zunächst vorhersehbare Struktur verleihen.

Exkurs: Struktur der Sitzungen

Wir beginnen mit dem festen Begrüßungsritual und gehen dann zu einem das Verlustthema vorbereitenden Ritual, wie beispielsweise dem Anzünden einer Kerze für den verstorbenen nahen Menschen oder dem Aufstellen eines Fotos von ihm. Dann ermöglichen wir dem Kind etwa fünfzehn bis zwanzig Minuten das freie Spiel; bei Jugendlichen machen wir einen Tee und ein wenig Smalltalk. Sollte sich schon in dieser Phase der Verlust oder die Verlustgefühle zeigen, greifen wir diese auf und arbeiten damit. Nach dem freien Spiel beginnen wir aktiv von uns aus die Arbeit am Verlust, indem wir eine konkrete Aufgabe stellen, wie zum Beispiel die Trauer zu malen oder Erinnerungen an den Verstorbenen zu erzählen. Wir geben also den Stunden in aller Regel ein Thema, das wir mit einer vorbereiteten Methode anbieten und dann vom Kind oder Jugendlichen bearbeiten lassen. Die Auswahl der zu bearbeitenden Themen ergibt sich aus unseren fünf Einladungshorizonten und dem jeweiligen Stand des gesamten Trauma-, Trauer- und Beziehungsprozesses.

Gibt es aus dem Angehörigengespräch Hinweise zum Trauma-, Trauer- und Beziehungsprozess des Kindes oder Jugendlichen, so können wir diese ebenfalls über ein methodisches Angebot zum Thema einer Sitzung werden lassen.

3. Normalität und Alltagsleben unterstützen

In der Stabilisierungsphase besprechen wir mit trauernden Kindern und Jugendlichen, was sie im Alltag erleben und welche Alltagsthemen sie beschäftigen. So interessieren wir uns besonders für den Kita- oder Schulalltag; auch Kontakte und Freundschaften zu anderen Kindern oder Jugendlichen lassen wir uns genauer schildern. Auch die Alltagserfahrungen lassen wir über das Malen, Puppenspiel oder im Sandspiel inszenieren oder gestalten. Dabei verstärken wir, wenn es dem Kind oder Jugendlichen gelingt, den Alltag funktional zu leben. Wir erlauben dem Kind oder Jugendlichen ausdrücklich das Alltagserleben. Wir erlauben auch, dass sie den verstorbenen nahen Menschen im Alltag manchmal »vergessen«.

Auf Schwierigkeiten in den Alltagsfunktionen gehen wir einfühlsam ein und lassen uns dabei die Erfahrungen und Gefühle schildern. Sofern es stimmig ist, beziehen wir diese auf den Verlust und erklären diesen Zusammenhang: »Ja, ich kann gut verstehen, dass du im

Unterricht nicht immer bei der Sache bist, beschäftigt dich doch wahrscheinlich immer wieder, dass dein Papa nicht mehr leben darf.«

Nach zwei bis drei Sitzungen stellen wir aber auch immer wieder behutsam den Bezug zwischen dem Alltag und dem Verlustthema her, um die Trauma-, Trauer- und Beziehungsarbeit vorzubereiten. Wir greifen eine vom Kind oder Jugendlichen geschilderte Alltagszene auf und benennen, dass hier der verstorbene nahe Mensch nicht dabei ist, dass er fehlt und dass dies traurig ist. Gleichermaßen benennen wir Situationen, in denen das Kind oder der Jugendliche vielleicht an den verstorbenen nahen Menschen denkt. Damit können wir prüfen, ob unser Klient nun stabil genug ist, um sich auf die weitergehende Trauma-, Trauer- und Beziehungsarbeit einzulassen. Gleichzeitig eröffnen wir damit diese Arbeit.

▸ **Beachte**

Alltagsprobleme erklären wir den Kindern und Jugendlichen – soweit stimmig – als verständliche Folge des Verlustes und der Verlusterfahrung. Zunehmend beziehen wir Alltagssituationen auf das Fehlen des Verstorbenen oder nutzen sie als Assoziationsbrücke zum Verstorbenen. Damit bereiten wir die nun folgende Beziehungsarbeit vor.

Verlusttrauma-Extra

Mit dissoziativen Reaktionen umgehen

Wenn das Kind oder der Jugendliche einen traumatisierenden Verlust erlebt hat, achten wir auf dissoziative Zustände (Krüger, 2012; Weinberg, 2017; Kern, 2019) während der Stunde. Wir befragen Angehörige, ob sie selbst oder andere Bezugspersonen diese beim Kind oder Jugendlichen beobachten. Tauchen die dissoziativen Phänomene in der Stunde auf, arbeiten wir wie folgt:

- **Reorientieren durch direktes Ansprechen**
  Wir bitten das Kind oder den Jugendlichen, uns direkt anzuschauen oder sich im Raum umzuschauen und Einzelheiten des Raums zu beschreiben oder fünf rote Gegenstände im Raum zu nennen.

- **Rückkehr in den eigenen Körper und ins eigene Ich**
  Alternativ oder ergänzend können wir das Kind bitten, sich selbst zu berühren, die Unterarme anzuspannen oder zu hüpfen, um sich wieder selbst zu spüren.
- **Erklären und annehmen**
  Wir erklären dem Kind oder der Jugendlichen, dass der dissoziative Zustand eine Folge des schlimmen Verlustes ist, dass dieser ganz normal ist und sich später lösen wird.
- **Einüben von Methoden der Reorientierung**
  Wir üben die soeben genannten Methoden der Reorientierung mit dem Kind oder Jugendlichen ein und besprechen, wie sie diese zu Hause oder im Unterricht anwenden können. Andere Möglichkeiten der Reorientierung sind, ein Bonbon zu lutschen, an einem Duft in einem Riechfläschchen zu riechen, sich zu kneifen oder sich einen einfachen Satz wie »Ich bin jetzt hier« zu sagen.

4. Ressourcen und Stärken stärken

Beim Erzählen von Alltagssituationen und beim Spielen machen wir das Kind in vielen Details darauf aufmerksam, was es gut kann und welche Stärken sich dabei zeigen (Gräßer et al., 2020; Scholz, 2018). Wir heben dabei die Selbstwirksamkeit des Kindes oder Jugendlichen hervor, die der im Verlust und in den Traumatisierungen erlebten Ohnmacht entgegenwirkt.

Wir fragen nach, wie das Kind oder die Jugendliche mit Gefühlen von Ärger, Missstimmung oder Unwohlsein umgeht. Hier stärken wir Kinder in ihrer Fähigkeit, allgemein Gefühle auszudrücken und sie zu verbalisieren. Auch die Fähigkeit, ihre Gefühle zu regulieren, konstruktiv abzureagieren und sie zu begrenzen, heben wir hervor oder wir leiten sie an. Diese Fähigkeit im Umgang mit Gefühlen brauchen wir für die weitergehende Trauma-, Trauer- und Beziehungsarbeit.

▸ **Beachte**
Die Bewältigungsfähigkeit von Kindern oder Jugendlichen führt zusammen mit der Trauerbegleitung häufig dazu, dass durch die Verlustsituation besondere Ressourcen entstehen können. Wir stärken die im Umgang mit dem Verlust erwachsenden Fertigkeiten.

Wir dürfen aber nicht übersehen, dass Kinder und Jugendliche nach einem Verlust auch destruktive Fertigkeiten im Umgang mit dem Verlust und den Trauma- und Trauerreaktionen entwickeln können. Dies kann von Ablenkungs- und Vermeidungsverhalten bis hin zu selbstdestruktivem Verhalten reichen. Wenn wir solche destruktiven Fertigkeiten wahrnehmen oder von den Angehörigen geschildert bekommen, greifen wir sie auf und besprechen mit dem Heranwachsenden, wie er sich mit ihnen schützt. Sind diese Bewältigungsstrategien nicht zu massiv, lassen wir sie in der Stabilisierungsphase zunächst so stehen und lösen sie im weiteren Verlauf der Trauma-, Trauer- und Beziehungsarbeit behutsam auf, indem wir konstruktivere Möglichkeiten der Bewältigung zur Verfügung stellen.

5. Selbstberuhigung und Gefühlsregulation lernen – den Körper einbeziehen

Wir üben mit Kindern und Jugendlichen einfache Körpermethoden ein, die ihnen helfen, sich selbst zu beruhigen und den Verlustschmerz und die Trauer zu regulieren. Ich nenne hier nur einige Möglichkeiten, die beliebig mit anderen Methoden erweitert werden können:

- **Selbstberührung als Trost**
  Wir beginnen mit Selbstberührungstechniken, indem wir Kinder anleiten, die eigene Hand auf die Herz- oder Bauchgegend zu legen und zu spüren, wie die Wärme an diesen Körperstellen gut tut. Wir beziehen diese Übung dann auf den Verlustschmerz und die Trauer: »Wenn du mal traurig bist, kannst du eine Hand auf deine Brust legen und spüren, wie die Wärme dich tröstet« oder: »Wenn

dir das Herz so weh tut, weil dein Papa nicht mehr lebt, dann lege jetzt deine Hand auf dein Herz.«

- **Atmen als Beruhigungsmittel**
  Wir leiten das Kind an, ruhig und tief zu atmen, um sich zu beruhigen. Dabei soll es die Hand beim Einatmen zunächst auf dem Brustkorb, dann auf der Bauchdecke mit dem Atem anheben.
- **Ausatmen von Verlustschmerz und Trauer**
  Dann zeigen wir dem Kind, wie es seine Trauer mit zugespitztem Mund nach außen pusten kann: »Puste mal kräftig nach außen und stell dir vor, dass deine Trauer nach außen fliegt.« Tauchen in der Stunde Gefühle von Verlustschmerz und Trauer auf, benennen wir die Gefühle als angemessen und lassen sie das Kind oder den Jugendlichen auspusten mit der Erlaubnis, dass die Trauer gehen darf und es guttut, sie gehen zu lassen.
- **Muskelentspannung zum Abbau von Körperspannung**
  Wir nutzen die Progressive Muskelentspannung (Reeker-Lange, Aden & Seyffert, 2019), um die Selbstwahrnehmung der Kinder zu fördern, die Körperspannung abzubauen und um sich bei dissoziativen Prozessen zu reorientieren.
- **Baumübung für das Grounding**
  Wir bitten das Kind oder den Jugendlichen, einen sicheren Stand zu finden und sich dabei vorzustellen, ein starker und mächtiger Baum zu sein.
- **Trommeln und andere Musikinstrumente als Ausdrucksmittel**
  Verschiedenste Musikinstrumente wie Bongos, Trommeln oder Tröten und Pfeifen helfen dem Kind oder Jugendlichen, seine Gefühle auszudrücken und zu regulieren.

Neuere Methoden wie die Klopftechniken, bei denen bestimmte Akupunkturpunkte mit den Fingern geklopft werden (Kirschbaum & Bohne, 2019) oder auch das EMDR für Kinder (Hensel, 2007) können sowohl für die Stabilisierungsarbeit als auch später für die Arbeit mit dem Verlusttrauma und der Trauer sehr hilfreich sein.

6. Symbolische Helfer- und Begleitpersonen installieren

Wir überlegen mit dem Heranwachsenden, welche konkrete oder symbolische Helfer- und Begleitperson in der Verlustsituation hilfreich wäre. Wir können auch nach einem Menschen fragen, der trösten könnte oder der tröstlich wirkt, wenn das Kind an diesen Menschen denkt: »Wer soll bei dir sein, wenn du traurig bist?«, »Wer kann dich fest drücken, sodass es nicht mehr ganz so weh tut, dass dein Bruder gestorben ist? Wer kann dir denn da helfen? Wer kann deine Tränen trocknen?« Die Helfergestalt ist bei vielen Kindern ein Großelternteil oder eine vertraute Tante oder ein Onkel, häufig sind es auch Haustiere. Wir sollten zudem auch eine symbolische Gestalt finden lassen, weil sie in ihren Fähigkeiten nicht begrenzt ist. Häufig sind es symbolische Tiere, Märchenfiguren wie liebe Riesen oder auch spirituelle Gestalten wie Engel. Religiös erzogene Kinder können sich auch Gott als Tröster vorstellen.

Jüngere Kinder können wir bitten, die Helferfigur auch aus den Spielpuppen, aus den Handpuppen oder aus den Spielfiguren des Sandspiels auszusuchen. Im Dialog mit den Spielfiguren kann dann die Trauerbegleiterin diese Rolle übernehmen und tröstliche Botschaften direkt vermitteln. Jugendliche wählen als Helfergestalt meist eine Freundin oder einen Freund aus der Peer-Group, nicht selten auch die Gestalt des Verstorbenen selbst.

Im nächsten Schritt lassen wir das Kind oder den Jugendlichen die Helfergestalt bildlich gestalten und bitten das Kind, sich vorzustellen, wie die Helfergestalt tröstend nahe ist. Dabei ist eine sehr konkrete, plastische, auch fühlbare Vorstellung wichtig, damit die Helfergestalt gut verankert wird. Wir geben dann das gemalte Bild von der Helfergestalt oder die fotografierte Helfergestalt dem Kind oder Jugendlichen mit.

▸ **Beachte**

Wir lassen alle Ressourcen von den Kindern und Jugendlichen erlebnisnah gestalten und dann konkret und imaginativ erleben. Das Prinzip der Gestaltung über möglichst viele Methoden wie das Malen, Tonen,

Musizieren, Bewegen ist zentral. Ziel ist es, die Ressourcen körpernah zu verankern, sodass sie vom Kind oder Jugendlichen auch im Alltag genutzt werden können.

Bei der Gestaltung der Ressourcen können Trauerbegleiterinnen entsprechend ihren Ausbildungen und Vorlieben auf verschiedenste Ansätze zurückgreifen, wie Kunsttherapie (Vopel, 2014) oder Musiktherapie (Plahl & Koch-Temming, 2008).

Verlusttrauma-Extra

Mit Trauma-Triggern, Flashbacks und Alpträumen umgehen

Bei Kindern und Jugendlichen, die den Tod des nahen Menschen als starkes Bindungstrauma erlebt haben oder traumatische Erfahrungen wie das Miterleben des Todes des nahen Menschen gemacht haben, müssen wir besonders auf mögliche Trauma-Trigger, Flashbacks und Alpträume achten (Krüger, 2012; Weinberg, 2017; Kern, 2019). Da Kinder dies meist nicht von sich aus berichten, sind wir hier auf unsere eigenen Beobachtungen und die von Angehörigen und anderen Bezugspersonen wie Erzieherinnen und Lehrerinnen angewiesen. Hierbei sind besonders Ängste vor dem Einschlafen, angstvolles Aufwachen in der Nacht und dissoziative Zustände wie Abwesenheits- und Fremdheitsgefühle zu beachten.
Wir greifen Erfahrungen von intrusiv auftauchenden Traumbildern oder Alpträumen auf, erklären sie dem Kind oder Jugendlichen und besprechen, welche konkreten äußeren oder inneren Auslöser es dafür gibt.

- **Abgrenzender Aufbewahrungsort für intrusive Bilder**
  Wir erarbeiten mit den Kindern oder Jugendlichen einen heilsamen abgrenzenden Ort, an dem die intrusiven Bilder oder Traumafilme gut aufgehoben sind, und lassen diesen dann malen oder im Sandspiel bauen. Das kann zum Beispiel ein Garten mit einer hohen Mauer sein. Wir lassen nun in der Vorstellung die traumatisierenden Bilder dorthin bringen. Dabei versichern wir den jungen Klienten, dass die Bilder dort gut aufgehoben

sind und sie selbst vor diesen Bildern geschützt sind. Wir betonen, dass dort nur die Bilder weggelegt sind, der verstorbene nahe Mensch aber an seinem sicheren Ort ist (Kapitel 6.5).

- **Karton zum Wegpacken von intrusiven Bildern und Alpträumen**
  Alternativ können wir mit den Kindern oder Jugendlichen einen Karton basteln lassen, in den sie die gemalten oder nur mit Worten benannten ängstigenden Szenen hineinlegen und den Karton fest verschließen oder mit Klebeband zukleben können. Dieser Karton verbleibt dann im Zimmer der Trauerbegleiterin. Wir versichern dem Kind oder Jugendlichen, dass die schlimmen Bilder in dieser Kiste gut weggepackt sind, der verstorbene nahe Mensch selbst an seinem sicheren Ort ist. Wenn die Bilder und Alpträume sehr massiv sind, können wir auch das Symbol des Tresors nutzen (Reddemann, 2020).
- **Schutzmantel oder Lichthülle gegenüber Trauma- und Verlusttriggern**
  Gegenüber äußeren Triggern, die den schmerzlichen Verlust oder traumatisierende Verlustszenen aktualisieren, bieten wir dem Kind oder Jugendlichen das Bild eines Schutzmantels, einer Tarnkappe oder einer abgrenzenden Hülle aus Licht an. Innere Trigger wie Bildfragmente lassen wir an den abgrenzenden Aufbewahrungsort oder in den Karton bringen. Sind die inneren Trigger Körperreaktionen, geben wir den Kindern und Jugendliche die Selbstberührung, den Atem oder die Muskelentspannung als Hilfsmittel an die Hand (vgl. unten Abschnitt 10).

Symptomatische Blockaden und deren Behandlung

Stillstand in der Traumareaktion durch Alpträume vom Verlust und dissoziative Zustände

Die zehnjährige Anni kann nicht mehr einschlafen, weil sie sich vor den Alpträumen und Flashbacks vom miterlebten Autounfall, bei dem ihre Mutter ums Leben kann, fürchtet. Zudem ist sie in der Schule häufig wie weggetreten und abwesend, sodass sie sich nicht mehr auf die Inhalte des Unterrichts konzentrieren kann. Hier erlebt das Mädchen dissoziative Zustände der Depersonalisierung.

Zunächst arbeiten wir daran, die traumatisierenden Bilder so zu versorgen, dass sie nicht mehr oder nur selten eindringen. Wir lassen Anni einen heilsamen begrenzenden Ort malen, in dem die Bilder gut aufgehoben sind. Sie malt eine Insel im blauen Meer. Ich rege sie an, über der Insel eine abgrenzende Hülle aus dichten Wolken zu malen. Dann überlegen wir, welche der schlimmen Bilder und Albtraumbilder sie dort hinbringen will. Ich lasse die beiden beängstigenden Bilder vom Unfall und vom Einsatz der Rettungskräfte nicht malen, sondern schreibe zunächst nur die Stichworte »Unfall« und »Krankenwagen« auf kleine Zettel, die wir dann auf die Insel legen. In der nächsten Sitzung lasse ich die beiden Bilder malen, lasse sie klein zusammenfalten und auf die Insel kleben.

Die dissoziativen Zustände zu Hause und in der Schule, von denen ich über die Angehörigen erfahren habe, greife ich auf, benenne sie und lasse sie mir von Anni beschreiben. Ich erkläre ihr, dass sie für die erlebte Verlusterfahrung ganz normal sind. Wir besprechen, wie die Lehrinnen Anni ansprechen sollen, wenn sie die dissoziativen Zustände erlebt. Ich übe mit ihr ein, über das Anspannen der beiden Unterarme in die jeweilige gegenwärtige Realität, wie zum Beispiel zum Unterricht zurückzukehren.

7. Lindernde Selbstfürsorge einüben lassen

Zunächst regen wir Kinder zu einer allgemeinen Selbstfürsorge an (Scholz, 2020) mit der Frage, was ihnen guttut und was sie Gutes für sich tun können. Dann spezifizieren wir dies im Hinblick auf die Verlusterfahrung und die Trauergefühle. Wir bieten aktiv von unserer Seite folgende Möglichkeiten an:

- **Trostkerze für dunkle Stunden gestalten**
  Wir verzieren mit Kindern oder Jugendlichen eine Kerze mit Wachsfolien und lassen dabei Trauer- oder Trostbilder gestalten. Die Kinder oder Jugendlichen können sie dann anzünden, wenn

sich alles dunkel und trostlos anfühlt. Wir können auch ein Einmachglas bemalen lassen, in das dann ein kleines tröstendes Windlicht gestellt wird. Wie bei vielen Methoden ist hier neben dem Ergebnis immer besonders auch der Prozess des Herstellens sehr wichtig, bei dem wir ständig Erlaubnisse und Ermutigungen (Kapitel 6.1 und 7.2) einstreuen.

- **Ein Kuschelfell aussuchen**

  Wir legen Kindern und Jugendlichen eine Auswahl kleiner Kunstfellstücke vor und bitten sie, sich damit über die Wange zu streichen und zu prüfen, welches sie am besten trösten könnte. Dann geben wir ihnen das ausgewählte Fellstück mit und fragen sie in der nächsten Stunde, wie sie es für sich nutzen konnten.
- **Einen besonderen Duft riechen**

  Wir bereiten einige Riech- oder Duftkölbchen mit verschiedenen angenehmen ätherischen Ölen vor, bitten die Kinder oder Jugendlichen, daran zu riechen und zu spüren, welcher Geruch ihnen am besten hilft, wenn sie traurig sind. Angenehmer Duft ist deshalb häufig sehr tröstlich, weil der Geruch über den Riechnerv direkt ins emotionale Gehirn gelangt.

Natürlich gibt es hier noch eine Vielzahl weiterer Möglichkeiten, wie zum Beispiel sich eine tröstliche Lieblingsmusik auszusuchen und diese in besonders trauriger Stimmung zu hören.

8. Konkrete und symbolische haltende Trauer- und Beziehungsorte aufbauen

Wir fragen die Kinder und Jugendlichen, an welchem konkreten oder symbolischen Ort sie sich geschützt und geborgen fühlen und an den sie sich mit ihrer Trauer zurückziehen und allein sein wollen. An diesem Ort dürfen sie auch traurig sein, ihre Tränen fließen lassen und über den Tod des nahen Menschen zornig sein. Dieser Ort sollte zugleich ein Ort der Kommunikation mit dem verstorbenen nahen Menschen sein. Hier dürfen die Kinder und Jugendlichen an ihn denken, mit ihm reden und ihn spüren. Häufig tauchen ganz spontan solche Orte auf, ansonsten machen wir von uns aus Vorschläge, wie zum Beispiel ein großes Kissen, eine selbst gebaute oder gemalte Höhle oder ein Nest. Bei der genaueren Erarbeitung und Beschreibung dieses Trauer- und Beziehungsortes lassen wir offen, ob das ein konkreter oder symbolischer Ort ist, und wir streuen ständig Erlaubnisse und Ermutigungen zum Zulassen der Trauer (Kapitel 7.2) und zum Erleben der Beziehung zum verstorbenen nahen Menschen ein (Kapitel 6.1).

▸ **Beachte**
Der konkrete oder symbolische Rückzugs- und Trauerort muss immer auch ein Ort sein, an dem die Kinder und Jugendlichen ihre Beziehung zum Beispiel im inneren Gespräch mit dem verstorbenen nahen Menschen erleben können.

Wie immer lassen wir den gefundenen Trauer- und Beziehungsort gestalten, indem wir die Kinder einladen, ihn zu malen, im Sandspiel oder mit großen Kissen im Spielzimmer nachzubauen. Dann bitten wir die Kinder, imaginativ oder direkt in den Trauer- und Beziehungsort zu gehen, um dort zu erkunden, was sie dabei erleben und wie ihnen der Trauer- und Beziehungsort hilft.

Verlusttrauma-Extra

Die Traumatisierungen heilsam versorgen
Wir versorgen in der Stabilisierungsphase die Traumareaktionen wie den Schock, das Freezing oder die dissoziativen Zustände heilsam (Krüger, 2012; Weinberg, 2017; Kern, 2019). Dies ist besonders wichtig, wenn Kinder oder Jugendliche den Tod des nahen Menschen miterlebt oder andere Traumatisierungen im Kontext des Verlustes, wie das Auffinden des Suizidanten erlebt haben. Folgende Prozesse kommen dabei zum Einsatz:

- **Beenden der traumatisierenden Situation und Bergen aus der Traumaszene**
  Wir erklären dem Kind oder Jugendlichen eindeutig und klar, dass die traumatisierende Situation zum Beispiel beim Auffinden des Suizidanten beendet ist und dass sie sich jetzt hier in Sicherheit befinden. Wir können die Kinder oder Jugendlichen bitten, sich vorzustellen, wie ein starker lieber Mensch oder ein Engel sie aus der traumatisierenden Situation herausführt und an einen schützenden heilsamen Ort bringt. Dabei berücksichtigen wir die Loyalität zum verstorbenen nahen Menschen und betonen, dass dieser seinerseits an einem guten heilsamen Ort geborgen ist und es ihm dort gutgeht (Kapitel 6.5).
- **Haltende Nähe ermöglichen**
  Wir bitten die Kinder oder Jugendlichen, sich vorzustellen, wie sie von einem Eltern- oder Großelternteil ganz sicher und fest in den Armen gehalten werden und wie sich in diesem wärmenden Halten das Erschrecken, der Schock und das Freezing im Schluchzen, Weinen oder Zittern lösen können.
- **Heilergestalt und heilsame hüllende Nähe ermöglichen**
  Wir erarbeiten mit dem Kind oder Jugendlichen nun eine Heilergestalt, die die Wunden und Verletzungen heilen kann. So bitten wir unsere jungen Klienten beispielsweise, sich vorzustellen, wie ein Engel oder eine Lichtgestalt sie heilsam umarmt und in eine heilende Lichthülle einhüllt. Ferner kann das Kind sich vorstellen, in einem kühlen oder angenehm warmen See mit einem heilenden Wasser in einer vom Kind oder Jugendlichen zu bestimmenden Farbe zu schwimmen. Wie immer können wir das auch im Malen, im Sandspiel oder in einer Bildergeschichte gestalten lassen.
- **Heilsame Versorgung an einem das Trauma heilenden Ort**
  Wir richten neben dem Trauer- und Beziehungsort einen spezifischen heilsamen Ort ein, an den das Kind oder der Jugendliche mit seinen Traumareaktionen gehen und dort einer heilenden Gestalt, wie einer Fee, begegnen kann, die das Kind oder den Jugendlichen zum Beispiel behutsam massiert.

Im weiteren Prozess der Trauma-, Trauer- und Beziehungsarbeit wiederholen und vertiefen wir die heilsame Versorgung der traumatisierten Kinder und Jugendlichen immer wieder, bis die Traumareaktionen allmählich abheilen und sich dann lösen können.

9. Abwehr und Vermeiden ausdrücklich erlauben

Wenn wir beobachten, dass Kinder oder Jugendliche dem Verlust und den Gefühlen ausweichen, sprechen wir das an und erlauben es: »Du magst nicht daran denken, dass dein Papa gestorben ist. Ich könnte mir vorstellen, dass das jetzt noch zu schlimm ist.«

Auch verschiedene Strategien des Vermeidens wie Ablenken, Ausweichen oder der plötzliche Themenwechsel im Gespräch werden zunächst stehen gelassen. Bei dissoziativen Zuständen wie dem Erstarren oder sicht- und fühlbarer Abwesenheit, sprechen wir das Kind an und führen es wie oben dargestellt in die gegenwärtige Realität zurück, ohne dies zunächst zu einem eigenen Thema zu machen.

▶ **Beachte**

Die mit dem Verlust verbundenen Traumareaktionen von Kindern und Jugendlichen sind zunächst ein Schutz gegenüber der schmerzlichen, auch kognitiv nicht begreifbaren Realität des Verlustes. Deshalb müssen die dissoziativen Prozesse in der Stabilisierungsarbeit als Schutzmechanismen anerkannt und gewürdigt werden. Die Dissoziation und die daraus folgende Vermeidung wird sich erst allmählich mit dem weiteren Fortschreiten der hier vorgestellten Trauma-, Trauer- und Beziehungsarbeit lösen.

10. Absichtsloses Spielen ermöglichen

In der Stabilisierungsphase ermöglichen wir zunächst Spielen und Spiele ohne Bezug zum Tod des nahen geliebten Menschen und der Trauer des Kindes. Bei Jugendlichen ist das Spielen in aller Regel nicht mehr so wichtig, sodass hier vieles über das Gespräch, aber auch in Ritualen, wie gemeinsam in einem Café etwas trinken, etwas zusammen kochen oder gemeinsam spazieren gehen geschieht.

Das Spielen und das Spiel zielen in der Stabilisierungsphase noch nicht auf die unmittelbare Arbeit am Trauma-, Trauer- und Beziehungsprozess, vielmehr geht es um den Aufbau einer vertrauensvollen und stabilen Beziehung zur Trauerbegleiterin. Sie sollte sich im Spielen als einfühlsames, aber auch klares und eindeutiges Gegenüber zeigen und bewähren.

Im Spielen mit Handpuppen üben wir den Dialog ein, im Sandspiel eröffnen wir dem Kind einen Raum des Gestaltens und im Malen, Basteln, Musizieren und in regelgebundenen Spielen ermöglichen wir Selbstausdruck und Selbstwirksamkeit.

Exkurs: Sandspiel nach Dora Kalff

Ich möchte an dieser Stelle die besondere Bedeutung des Sandspiels nach Dora Kalff für die Trauerbegleitung von Kindern und auch von Jugendlichen hervorheben (Kalff, 2017; Gontard, 2013; Lutz & Wurster, 2018). In einem kleinen Sandkasten können Szenen und Situationen gestaltet und inszeniert werden. Dazu wird eine Vielzahl von Spielfiguren, beginnend mit Sauriern und wilden Tieren über verschiedenste Menschenfiguren bis hin zu Autos zur Verfügung gestellt. Kinder und Jugendliche können sich die für ihr Spiel oder für die Impulse der Trauerbegleiterin geeigneten Figuren aussuchen und im – ebenfalls gestaltbaren trockenen oder nassen – Sand in Szenen aufstellen. Die vorgegebenen vielfältigen Spielfiguren erfordern nicht die oft mit Scheu besetzte Fähigkeit des Malens; zudem setzt das Sandspiel an den ganz frühen gestalterischen Fähigkeiten an, die alle Kinder als Kleinkinder im großen Sandkasten eingeübt haben.

▸ **Beachte**

Das Sandspiel nach Dora Kalff ist für die Trauerbegleitung von Kindern und Jugendlichen außerordentlich produktiv. Hier können ganz freie, aber auch auf den Verlust, die Traumareaktionen und Trauergefühle des Kindes und Jugendlichen bezogene Szenen gestellt, gestaltet und entwickelt werden.

In den aufgestellten Szenen ergeben sich häufig auch symbolisch wichtige Hinweise für die verschiedenen Aspekte eines Trauma-, Trauer- und Beziehungsprozesses. Wir können die Symbole mit der Tiefenpsychologie Carl Gustav Jungs, auf deren Hintergrund Dora Kalff das Sandspiel entwickelt hat, verstehen oder aber intuitiv auf uns wirken lassen. Wir können dann auch das Kind bitten, uns etwas über die gestellte Szene und die dazugehörigen Figuren zu erzählen oder die Szene im Weiterspielen weiterzuentwickeln. Zum Abschluss fotografieren wir das Schlussbild im Sandkasten, drucken es aus und geben den Ausdruck in aller Regel nach Hause mit. In der Trauma-, Trauer- und Beziehungsarbeit geben wir nach der Stabilisierungsphase für das Sandspiel ein Thema zur Verlusterfahrung vor, zum Beispiel die erlebte Bestattung mit den Sandspielfiguren zu stellen oder einen Kommunikationsort für das Gespräch mit dem verstorbenen nahen Menschen zu gestalten.

11. Zu Realisierungs- und Beziehungsarbeit überleiten

Auch in der Stabilisierungsarbeit werden immer wieder schon Elemente der Trauma-, Realisierungs- und Beziehungsarbeit einfließen, wenn wir zum Beispiel den Trauer- und Rückzugsort zugleich auch als Beziehungsort einführen oder wenn im Gespräch über den Alltag deutlich wird, wie der verstorbene nahe Mensch fehlt.

Wir müssen darauf achten, dass wir die Verlustthemen nicht vermeiden und die »ungefährliche« Stabilisierungsarbeit nicht zu lange ausdehnen. Dies ist häufig ein Hinweis, dass wir als Beraterinnen oder das Kind bzw. der Jugendliche die immer auch schmerzliche Trauma-, Trauer- und Beziehungsarbeit vermeiden.

▸ **Beachte**

Wir müssen aus der Stabilisierungsarbeit aktiv in die Trauma-, Trauer- und Beziehungsarbeit überleiten. Dabei beginnen wir nicht mit der Realisierungsarbeit, sondern mit der Beziehungsarbeit!

Ist das Kind oder die Jugendliche stabil genug, müssen wir nun meist unsererseits aktiv den Verlust zum Arbeitsthema machen, dabei beginnen wir mit der Beziehung und den Beziehungsgefühlen zum verstorbenen nahen Menschen.

KAPITEL 6

»Du darfst weiter lieben!«

Die Arbeit mit und an der inneren Beziehung zum verstorbenen nahen Menschen

Der Vater des zwölfjährigen Julian ist bei einem Verkehrsunfall gestorben. Da der Junge in der Stabilisierungsphase wenig über seinen Vater spricht, frage ich ihn zunächst nach schönen Erinnerungen an Unternehmungen mit seinem Vater. Ich lasse ihn die von ihm geschilderten zwei Szenen von einer Wanderung und vom Fußballspielen mit seinem Vater malen. In der nächsten Sitzung schaue ich die gemalten Szenen an und melde ihm zurück, dass er seinen Vater wohl sehr liebe. Er nickt mit feuchten Augen. Ich frage ihn, wo er im Körper seine Liebe zu seinem Vater spüre. Er fasst sich ans Herz. Ich sage zu ihm: »Ja, dein Herz zeigt deine Liebe zu deinem Papa und das ist gut so.« Verstohlen reibt er sich die Tränen aus den Augen und sucht nach einem Brettspiel, mit dem er sich ablenkt. Am Ende der Stunde kündige ich ihm ein Experiment an. Ich erkläre ihm am Beginn der nächsten Stunde das von mir geplante Vorgehen und greife nochmals auf, dass er in seinem Herzen die Liebe zu seinem Vater gespürt hat und immer noch spüren kann. Dann bitte ich ihn, sich auf ein auf dem Boden liegendes großes weißes Papier zu legen. Ich zeichne mit einem dicken Filsstift den Umriss seines Körpers nach. Nun bitte ich ihn aufzustehen und in seinen Körperumriss sein Herz zu malen und es mit der Farbe seiner Liebe, nämlich Rot, auszumalen. Neben dem Herz schreiben wir den Beziehungssatz: »Papa, ich mag dich ganz arg«. Neben dem Kopf malen wir einen Fußball und einen Rucksack für die erinnerten Unternehmungen mit dem Vater. Später ergänzen wir dies mit weiteren Erinnerungsszenen.

Dieses Fallbeispiel zeigt exemplarisch, wie wir mit der inneren Beziehung der trauernden Kinder und Jugendlichen zu ihrem verstorbenen nahen Menschen arbeiten können. Im Folgenden entfalte ich dieses Vorgehen systematisch mit konkreten Methoden für die Arbeit an der inneren Beziehung.

1. Zu einer inneren Beziehung ermutigen

Nach der Stabilisierung beginnen wir nicht mit der Trauma- und Realisierungsarbeit, sondern mit der Arbeit an der inneren Beziehung. Gingen wir direkt auf den Tod des nahen Menschen, auf die traumatischen Reaktionen, den Verlustschmerz und die Trauer des Kindes und Jugendlichen zu, würden wir auf Widerstand stoßen.

▸ **Beachte**
Nach der Stabilisierungsphase beginnen wir mit der Beziehungsarbeit, insbesondere mit dem Abrufen und Gestalten von Erinnerungen an den verstorbenen nahen Menschen.

Ich weise aber auch noch einmal darauf hin, dass die Beziehungsarbeit eng mit der Realisierungsarbeit verwoben ist und wir sie nicht von letzterer trennen können. Wenn wir beispielsweise eine Erinnerung wie oben mit Julian abrufen, dann wird implizit oder explizit deutlich, dass das nur eine Erinnerung ist und dass das Erlebte so nie mehr wieder erlebt werden kann.

Für die Beziehungsarbeit brauchen wir als Trauerbegleiterinnen grundsätzliche innere Haltungen, die wir in der gesamten Trauma-, Trauer- und Beziehungsarbeit ständig verbal und nonverbal vermitteln. Dabei arbeiten wir mit drei zentralen Grundinterventionen: Wir erlauben, ermutigen und ermöglichen die innere liebevolle Beziehung zum Verstorbenen.

▶ **Beachte**
Unsere Grundinterventionen für die Arbeit mit trauernden Kindern und Jugendlichen sind: **E**rlauben, **E**rmutigen und **E**rmöglichen. Diese 3-E-Interventionen, die wir ständig verbal und nonverbal umsetzen, gehen immer in Richtung der fünf Einladungshorizonte.

Die Erlaubnis und Ermutigung zu einer inneren Beziehung und die Ermöglichung derselben können wir in folgende verbale und nonverbale Botschaften fassen:

- *Du darfst deinen geliebten Menschen weiter lieben.*
- *Du darfst deinen geliebten Menschen weiter spüren.*
- *Dein geliebter Mensch ist an einem guten, sicheren Ort.*
- *Deinem geliebten Menschen geht es dort gut.*
- *Du kannst deinen geliebten Menschen an seinen sicheren Ort gehen lassen.*
- *Du kannst – wenn du! magst – deinen geliebten Menschen immer wieder an seinem sicheren Ort finden und ihn in Gedanken aufsuchen.*
- *Du darfst deinen geliebten Menschen in guter Erinnerung behalten.*
- *Du darfst mit deinem geliebten Menschen – laut, leise oder in Gedanken – reden.*
- *Du darfst deinem geliebten Menschen alles sagen, was du willst. Auch Schwieriges kannst du ihm sagen.*
- *Du darfst auf deinen geliebten Menschen wütend sein – er und seine Liebe zu dir halten das aus.*
- *Du bist nicht schuld am Tod deines geliebten Menschen.*
- *Dein geliebter Mensch verzeiht dir, falls ihr Streit hattet oder du ihm etwas angetan hast.*
- *Dein geliebter Mensch freut sich, wenn es dir – schon bald – wieder gut geht.*
- *Dein geliebter Mensch schaut dir freundlich und wohlwollend zu.*
- *Dein geliebter Mensch freut sich, wenn es dir – schon bald – so gut geht, dass du ihn auch immer wieder vergisst.*
- *Wenn du es selbst willst, kannst du dich immer wieder an deinen geliebten Menschen erinnern.*

Wir bringen diese Botschaften im Begleitprozess entweder sehr direkt als Erlaubnis und als Ermutigung ein oder wir streuen sie immer wieder wie nebenbei ein mit dem Wissen, dass diese erlaubenden und ermutigenden Botschaften vom Unbewussten der Kinder und Jugendlichen aufgenommen werden.

Mit den nun im Weiteren beschriebenen Methoden ermöglichen wir es den trauernden Kindern und Jugendlichen, die hier aufgeführten Erlaubnisse und Ermutigungen zu einer liebevollen, freien inneren Beziehung konkret und handlungsnah umzusetzen.

2. Erinnerungen an den verstorbenen nahen Menschen aktivieren und bewahren lassen

Der erste Schritt in der Beziehungsarbeit besteht darin, dass wir bei den trauernden Kindern und Jugendlichen Erinnerungen an den Verstorbenen und an gemeinsame Erfahrungen mit ihm aktivieren. In den Erinnerungen werden der verstorbene nahe Mensch und die Bindungsgefühle zugänglich und spürbar. Erinnerungsarbeit ist also Beziehungsarbeit, in der die internalisierte Gestalt des Verstorbenen präsent wird. Allerdings tauchen mit den Erinnerungen oft auch Verlustschmerz und Trauer, manchmal auch Traumareaktionen auf, weil mit der Erinnerung deutlich wird, dass dieses mit dem Verstorbenen nie mehr erlebt werden kann oder die Erinnerungen Bilder vom traumatischen Verlust aktivieren. Deshalb vermeiden Kinder und Jugendliche in der ersten Zeit nach dem Verlust häufig auch Erinnerungen, insbesondere das Anschauen von Fotos vom verstorbenen nahen Menschen. Dies gilt es zu respektieren, zugleich müssen wir ihnen methodische Wege aufzeigen, wie sie ihre Erinnerungen und die dabei auftauchende Trauer handelnd gestalten können.

▸ **Beachte**

Mit den Erinnerungen tauchen oft auch Trauma- und Trauergefühle auf. Wir benennen sie behutsam und erklären den Grund für ihr Auftauchen. Wir stellen diese Gefühle zunächst zurück, um sie später zu bearbeiten (Kapitel 7).

Hier nun einige Methoden der Erinnerungsarbeit als Beziehungsarbeit mit Kindern und Jugendlichen:

- **Direkte Impulse zum Erinnern und Erzählen von Erinnerungen**
  Wir laden Kinder und Jugendliche direkt ein, etwas von dem verstorbenen Menschen zu erzählen: »Erzähle mir etwas von deinem Papa«, »Was hat dein Papa gerne gemacht?«, »Was hast du mit deinem Papa am Wochenende oft gemacht?« oder »Was hast du mit deinem Papa zusammen gebastelt?«
  Durch unser behutsames Nachfragen und verbales Spiegeln lassen wir die Erinnerungsszenen lebendig werden. Tauchen beim Erzählen Trauergefühle auf, greifen wir diese auf und benennen sie als berechtigt: »Ja, es ist traurig, dass du das mit deinem Papa nicht mehr spielen kannst.«
- **Direkte Impulse zum Malen, Nachstellen oder Nachspielen von Erinnerungsszenen**
  Wir bitten das Kind, die erzählten Szenen mit Handpuppen oder im Sandspiel nachzustellen oder zu malen. Wir bitten das Kind, die gemalten Erinnerungsszenen gut zu Hause aufzubewahren oder zum Beispiel von den Angehörigen rahmen zu lassen.
- **Fotos vom geliebten Menschen aussuchen und aufstellen**
  Mit etwas älteren Kindern überlegen wir, welches der von ihnen in die Stunde mitgebrachten Fotos an welcher Stelle zu Hause im Kinderzimmer aufgestellt werden soll. Wir besprechen genau, wie groß das Foto sein soll, welcher Rahmen dazu passt und was der richtige Ort für das Foto ist.

► **Beachte**
Wir können zu Beginn jeder Stunde das Foto des verstorbenen nahen Menschen aufstellen und eine Kerze entzünden, die für den verstorbenen nahen Menschen die ganze Stunde über brennt.

- **Erinnerungs- und Gedenkstelle einrichten**
  Zunächst ist es Aufgabe der Angehörigen, besonders der Eltern, für die Familie eine Erinnerungs- und Gedenkecke für den verstorbenen nahen Menschen einzurichten. Wir überlegen mit dem

Kind, welchen Beitrag es dazu einbringen will oder wie eine kleine selbstgestaltete Erinnerungsstelle für das eigene Kinderzimmer aussehen könnte.

- **Erinnerungsschatzkiste anlegen**
  Mit Kindern, aber auch mit Jugendlichen, bemalen wir eine Kartonschachtel, in der fünf wichtige Gegenstände vom verstorbenen nahen Menschen aufbewahrt werden sollen. Wir bitten das Kind und den Jugendlichen, diese Gegenstände mitzubringen, sodass wir über die Gegenstände zu Erinnerungen kommen: »Du hast diese Säge aus der Werkstatt deines Vaters für die Erinnerungsschatzkiste mitgebracht. Erinnerst du dich, was dein Vater mit dieser Säge gemacht hat?«
- **Buntes Erinnerungsglas mit Erinnerungsperlen füllen**
  Wir bereiten ein Einmachglas und eine Schale voller Glasperlen und kleinen Halbedelsteinen vor. Wir beschriften zusammen mit dem Kind oder Jugendlichen das Einmachglas mit dem Namen des verstorbenen Menschen. Dann bitten wir die Kinder und Jugendlichen, eine Glasperle in die Hand zu nehmen, sich an eine Situation im Leben mit dem Verstorbenen zu erinnern und diese Situation dann zu erzählen. Dann wird für diese Erinnerung eine Glasperle in das Einmachglas geworfen.
- **Die fünf Erinnerungsfinger an meiner Hand**
  Wir bitten Kinder, zu jedem Finger der eigenen Hand eine Erinnerung zu erzählen. Zur Verankerung der Erinnerung lassen wir das Kind die Augen schließen, fest an die erinnerte Szene denken und den entsprechenden Finger in den Handteller drücken (vgl. Kachler, 2017, S. 104 f.). Für den Daumen bitten wir das Kind, eine Szene zu erinnern, in der es mit verstorbenen nahen Menschen etwas gearbeitet hat, für den Zeigefinger eine Szene mit einer schönen Unternehmung, für den Mittelfinger eine Szene mit einem Streit mit dem verstorbenen nahen Menschen, für den Ringfinger eine Szene des Liebkosens und Liebhabens und für den kleinen Finger eine lustige und spaßige Szene.
- **Steckbrief des verstorbenen nahen Menschen gestalten**
  Wir bereiten ein »Formular« für einen Steckbrief des verstorbenen nahen Menschen mit verschiedensten Angaben wie Name, Ge-

burtstag, aber auch Lieblingstätigkeiten oder Lieblingsessen, vor und füllen ihn zusammen mit dem Kind oder Jugendlichen aus. Wir können das Gesicht des Verstorbenen malen lassen oder ein Foto von ihm in den Steckbrief einkleben.

- **Timeline über die gemeinsame Zeit mit dem geliebten Menschen auslegen und gestalten**
  Wir legen zusammen mit dem Kind oder Jugendlichen ein Seil auf dem Boden aus, das die gemeinsame Zeit mit dem verstorbenen Menschen symbolisiert. Wir gestalten diese zeitlich unterteilte Lebenslinie mit Symbolen, bemalten Kärtchen oder Briefchen. Wichtig ist dann auch die bewusste Gestaltung des Endes der Timeline, also den Zeitpunkt des Todes des nahen Menschen. Ältere Kinder können wir bitten, auf dem Seil, also entlang der Lebenslinie, zu gehen und immer wieder innezuhalten und aus der entsprechenden gemeinsamen Zeit eine Erinnerung auftauchen zu lassen und diese dann zu erzählen.
- **Erinnerungsbuch gestalten mit Fotos, Postkarten und Erinnerungsstücken**
  Mit größeren Kindern, insbesondere mit Jugendlichen, können wir ein Erinnerungsbuch mit einer zunächst leeren Kladde gestalten. Hier können wir auch Erinnerungsbücher nutzen und mit dem Kind einzelne Seiten gestalten (Groh, 2016; Wiegel, 2016; Kachler, 2021; Eckhardt, 2004). Jugendliche bitten wir, am Computer ein Erinnerungsbuch mit Fotos aus dem Leben des Verstorbenen zusammenzustellen.
- **Geburtstag des Verstorbenen als rituellen Erinnerungstag gestalten**
  Wir besprechen mit den Angehörigen und den Kindern oder Jugendlichen, wie der Geburtstag des verstorbenen nahen Menschen gestaltet werden soll. An diesem Tag sollten einerseits die bisherigen Rituale wie Geburtstagskuchen für den Verstorbenen backen und Kaffee trinken durchgeführt werden, andererseits sollten ein ritueller Grabbesuch und des Austausches von gemeinsamen Erinnerungen an den verstorbenen nahen Menschen eingeplant werden (Schroeter-Rupieper, 2020).

Verlusttrauma-Extra

Dissoziation der Erinnerungen und der inneren Beziehung
Sind das Bindungstrauma und die Traumaerfahrungen sehr stark, dann sind oft auch Erinnerungen an den verstorbenen nahen Menschen und die innere Beziehung zu ihm dissoziiert und nicht zugänglich. Auf Nachfragen zum verstorbenen nahen Menschen oder auf die Einladung zum Erinnern schaltet das Kind oder der Jugendliche ab, erstarrt oder geht aus der Realität. Dann müssen wir zuerst nochmals auf diese Dissoziation eingehen, sie erklären und unseren jungen Klienten Methoden der Reorientierung anbieten (Kapitel 5.3). Wir verstehen die Dissoziation der Erinnerungen und der inneren Beziehung als Schutz vor einer Retraumatisierung und einem Überfluten durch die Verlustschmerzgefühle. Deshalb braucht es eine erneute Phase der Stabilisierungsarbeit und des freien Spiels. Erst dann können wir wieder behutsam und objektivierend den verstorbenen nahen Menschen thematisieren.

Erinnerungen als Verlusttrauma-Trigger
Häufig sind auch angenehme Erinnerungen an den verstorbenen nahen Menschen und Beziehungsgefühle nicht nur Trigger für dissoziative Prozesse, sondern für das Verlusttrauma und den damit verbundenen Flashbacks. Dann tauchen unkontrolliert Bilder zum Beispiel vom tödlichen Unfall oder vom Auffinden des suizidierten nahen Menschen auf. Hier müssen wir das Verbringen dieser Bilder an den abgegrenzten, aufbewahrenden Ort erneuern (Kapitel 5.6), sodass die Kinder und Jugendlichen die Intrusion dieser Traumabilder besser kontrollieren können.

3. Beziehungsgefühle spüren und gestalten lassen

Wir können ganz sicher davon ausgehen, dass Kinder und Jugendliche Beziehungsgefühle zum Verstorbenen, wie zum Beispiel die Liebe zu ihm oder die Verbundenheit mit ihm, spüren, auch wenn sie diese häufig aus Scham nicht zeigen oder verbalisieren. Diese Bindungsgefühle sind über das Bindungssystem auch nach dem Tod und trotz der Abwesenheit des nahen Menschen vor allem im Körper präsent. Oft können Kinder und Jugendliche diese Gefühle nicht fassen und als Beziehungsgefühle ausdrücken. Deshalb ist es so wichtig, dass wir diese Beziehungsgefühle unsererseits benennen, sie erlauben und zu ihnen ermutigen. Kinder und Jugendliche brauchen Formulierungshilfen als Angebote, die noch nicht zugänglichen Beziehungsgefühle in Worte zu fassen. So bieten wir immer wieder Formulierungen an wie zum Beispiel: »Ich denke mir, dass du deine Schwester liebst und du das auch spüren kannst«, »Wenn du an deinen Papa denkst, wird es dir vielleicht warm ums Herz« oder: »Ich könnte mir vorstellen, dass du deine Oma ganz arg magst, so wie früher auch.«

Fragen dagegen bewirken bei Kindern und Jugendlichen oft eine Abwehr, die sich im Schweigen oder in ausweichenden Antworten wie »Ich weiß nicht« zeigen. Falls wir fragen, sollten wir die Fragen sehr offen stellen oder mit einem öffnenden Statement versehen, wie zum Beispiel: »Es tut gut, an den Papa zu denken. Was passiert denn bei dir, wenn du an ihn denkst?«

Es ist auch möglich, eigene Erfahrungen stellvertretend als Angebot einzubringen: »Ich weiß nicht, wie es bei dir ist. Wenn ich an einen lieben Menschen denke, dann spüre ich das ganz warm in meinem Herz.«

▸ **Beachte**

Da Fragen bei vielen Kindern und Jugendlichen häufig Widerstand auslösen, bieten wir von uns aus verschiedene Formulierungen ihrer möglichen Gefühle für den Verstorbenen aktiv an. Wir formulieren diese Angebote so, dass Kinder oder Jugendliche darauf eingehen oder sie auch ablehnen können.

Wir ermutigen Kinder und Jugendliche, ihre Beziehungsgefühle zuzulassen und zu spüren, auch wenn sie diese nicht selbst formulieren.

Mit den folgenden Methoden lassen wir die Heranwachsenden ihre Beziehungsgefühle zum verstorbenen nahen Menschen nonverbal über Handlungen und Rituale gestalten. Dabei gilt als Grundprinzip, dass die Beziehungsgefühle bewahrt werden dürfen. Deshalb helfen wir dem Kind oder Jugendlichen, diese Gefühle auch im Körper zu verankern. Die Schmerz- und Trauergefühle dagegen werden – wie wir in Kapitel 7 sehen werden – nach außen gebracht, um sie zu verabschieden.

▶ **Beachte**
Die Liebe zum verstorbenen nahen Menschen darf bleiben, Verlustschmerz und Trauer dürfen gehen. Die Verbundenheit wird deshalb im Körper verankert, Verlustschmerz und Trauer werden externalisiert.

Hier nun die Methoden, über die Kinder und Jugendliche einen Zugang zu ihrer Verbundenheit mit ihrem verstorbenen nahen Menschen finden, diese gestalten, verankern und bewahren können:

- **Im Körper die Liebe spüren – ein Bodyscan der Liebe**
  Wir bieten unseren jungen Klienten an, in ihren Körper zu spüren mit der Frage, wo sie die Nähe, Verbundenheit und Liebe zum verstorbenen nahen Menschen wahrnehmen. Wir bitten das Kind oder den Jugendlichen, die eigene Hand in einem Abstand von etwa fünf Zentimetern langsam und bewusst über die Herz-, Brust- und Bauchregion zu führen, um darunter die Liebe im Körper zu spüren. Wenn unter der eigenen Hand wie mit einem Scanner die Liebe zu spüren ist, soll das Kind oder der Jugendliche die Hand auf diese Körperstelle legen, um die Verbundenheit nun noch kräftiger zu spüren und sie zu verankern: »Du spürst jetzt die Nähe zu deinem lieben Menschen wie Wärme. Die Liebe darf für immer an dieser Körperstelle bleiben.«
- **Vorgestellte Umarmung körperlich spüren**
  Wir bitten das Kind, sich vorzustellen, wie der verstorbene nahe Mensch es umarmt, liebevoll drückt oder streichelt. Wir können aber auch nach erinnerten Szenen einer Umarmung fragen. In beiden Fällen laden wir dazu ein, das liebevolle Umarmen und Drücken gut im eigenen Körper zu spüren und die eigenen Arme um sich zu legen.

- **Farbe der Verbundenheit**
  Wir können die Kinder oder Jugendlichen fragen, welche Farbe sie für die Liebe zum verstorbenen nahen Menschen wählen würden, und bitten sie dann, diese Farbe mit kräftigen Wachs- oder Fingerfarben zu malen.
- **Symbol der Verbundenheit und Liebe malen**
  Wir bitten das Kind, ein Symbol seiner Liebe zum verstorbenen nahen Menschen zu überlegen und dieses zu malen.
- **Ein großes Herz der Liebe malen und gestalten**
  Wir können auch das Symbol des Herzens vorgeben, dieses malen lassen oder auch ein großes Papierherz vorbereiten, in das wir die Gefühle oder Sätze der Verbundenheit hineinmalen oder hineinschreiben lassen.
- **Körperbild und Körperort der Liebe malen**
  Wir lassen das Kind auf einem großen Blatt Papier den eigenen Körper malen und überlegen mit ihm, an welchen Körperstellen, meist in der Herzgegend, die Liebe zu spüren ist. In Fortführung dieser Methode bitten wir das Kind, sich auf einen großen Bogen Papier zu legen. Dann zeichnen wir die Umrisse seines Körpers nach. Wir bitten dann das Kind, an den verstorbenen nahen Menschen zu denken und im Körper zu spüren, wo die Liebe zu ihm zu fühlen ist. Danach bitten wir das Kind aufzustehen, und nun malt es an der betreffenden Körperstelle seine Verbundenheitsgefühle mit der dafür passenden Farbe.

Wichtig ist nun, dass wir die Kinder und Jugendlichen bitten, die symbolischen Bilder ihrer Liebe gut aufzubewahren, weil – so unsere Erklärung – die Liebe zum verstorbenen nahen Menschen immer bleiben darf. Wir können ältere Kinder auch bitten, die symbolischen Bilder in der Vorstellung in ihr Herz zu geben, die eigene Hand auf das Herz zu legen und die symbolischen Bilder gut an dieser Körperstelle festzumachen und sie dort zu bewahren.

Verlusttrauma-Extra

Das Bindungstrauma durch Beziehungsarbeit heilen
Indem wir die Beziehungsgefühle aktualisieren, im Körper spüren und verankern lassen, heilen wir indirekt die Wunden des Bindungstraumas. Die Liebe zum verstorbenen nahen Menschen wird so zum Heilmittel für das Bindungstrauma.
Auch die Verortung des Verstorbenen im Körper (vgl. unten), zum Beispiel im Herzen, füllt die im Bindungstrauma gefühlte Leerstelle aus, auch wenn im äußeren konkreten Leben der Kinder und Jugendlichen eine auf Dauer spürbare Leerstelle bleibt. Das Bindungssystem erhält so durch die Re-Internalisierung des verstorbenen nahen Menschen ein inneres Beziehungsobjekt und seine Verortung besonders im Körper bewahrt ihn als innere Person, mit der eine Verbundenheit erlebt und Kommunikation mit ihm gelebt werden kann.

4. Die innere Beziehung durch Kommunikation und Rituale lebendig werden lassen

Die dreizehnjährige Leonie geht fast jeden Tag nach der Schule zum Grab ihres verstorbenen neunzehnjährigen Bruders. Dort erzählt sie ihm leise, was sie tagsüber in der Schule erlebt hat. Oft bringt sie auch eine kleine Zeichnung oder eine Bastelarbeit von der Schule mit und legt sie auf das Grab. Sie fühlt sich dabei ihrem Bruder nahe und verbunden.

Kinder und Jugendliche sind nicht nur über ihre Beziehungsgefühle mit dem verstorbenen nahen Menschen verbunden, sondern über den inneren Dialog mit ihm und über Beziehungsrituale. Leonie spricht wie viele andere trauernde Kinder und Jugendliche mit dem verstorbenen nahen Menschen. Allerdings ist dies meist hoch schambesetzt. Deshalb sollten wir das Gespräch mit dem Verstorbenen sehr zurückhaltend ansprechen: »Ich könnte mir vorstellen, dass du mit deinem Bruder redest«. Vor einer Frage nach der internalen Kommunikation und nach Beziehungsritualen stellen wir eine normalisierende Aussage: »Viele trauernde Kinder sprechen mit ihrem lieben Menschen. Wie ist das bei dir und deinem Bruder?« Wir fügen eine der oben (Abschnitt 1) benannten erlaubenden und ermutigenden Botschaften hinzu.

Schließlich bieten wir von uns aus konkrete Kommunikationsmöglichkeiten und Beziehungsrituale an:

- **Einladungen zum direkten Dialog über Handpuppen oder über die Figuren im Sandspiel**
  Wir bitten die Kinder, eine Handpuppe, ein Stofftier oder eine Figur im Sandspiel als Stellvertreter für den verstorbenen nahen Menschen und eine für sich selbst zu wählen. Dann bitten wir zum Beispiel das Stofftier des trauernden Kindes, etwas zu sagen, was es dem anderen Stofftier, das für den Verstorbenen steht, sagen will. Wir können dann das Kind anregen, für das angesprochene Stofftier zu antworten. Gegebenenfalls können auch wir diese Position übernehmen. Es kann auch manchmal hilfreich sein, wenn die Beraterin den gesamten Gesprächsdialog zwischen beiden Positionen mit den Themen gestaltet, die sie aus der Situation des trauernden Kindes kennt.
- **Flüster- und Begegnungsort einrichten und malen**
  Wir überlegen mit dem Kind oder Jugendlichen, was ein guter Flüster- und Begegnungsort sein könnte, an dem etwas mit dem verstorbenen nahen Menschen innerlich besprochen werden kann. Wir können diesen Begegnungsort im Sandspiel oder im Basteln herstellen oder ihn malen lassen. Wir greifen diesen Begegnungsort immer wieder auf und fragen unseren jungen Klienten, ob er dem Verstorbenen noch etwas sagen will.
- **Brief an den geliebten Menschen malen und gestalten**
  Mit älteren Kindern, insbesondere mit Jugendlichen, überlegen wir, wie ein Brief der Liebe an den nahen Menschen aussehen könnte. Wir können diesen Brief gemeinsam schreiben oder malen. In weiteren Briefen kann auch etwas Unausgesprochenes oder Ungeklärtes in der Beziehung zum Verstorbenen eingebracht werden.

- **Botschaften über Flaschenpost, Schmetterlinge oder Papierflieger**
  Wir bereiten eine kleine verschließbare Flasche vor und lassen eine Botschaft malen oder schreiben, die wir dann in die Flasche stecken. Wir besprechen mit den Angehörigen, in welchen Bach oder Fluss das Kind oder der Jugendliche die Flaschenpost werfen könnte.
  Eine ähnliche Möglichkeit besteht darin, einen Schmetterling als Umriss vorzugeben oder das Kind den Schmetterling malen zu lassen. Dann bitten wir das Kind, sich vorzustellen, dass der Schmetterling oder auch ein selbst gefalteter Papierflieger zum verstorbenen nahen Menschen fliegt.
- **Kerze für den Verstorbenen malen oder gestalten**
  Wir lassen das Kind eine Kerze malen oder eine Kerze mit Wachsfolien für den verstorbenen nahen Menschen verzieren. Die gestaltete Kerze können wir in der Stunde anzünden und zusammen mit dem Kind oder Jugendlichen an den verstorbenen nahen Menschen denken. Die gemalte Kerze kann das Kind zum Grab bringen oder an die Gedenkstelle in der Wohnung stellen.
- **Pflanze für den Verstorbenen aussuchen und einpflanzen**
  Wir überlegen mit dem Kind oder Jugendlichen, welche Pflanze oder welches Bäumchen für den verstorbenen Menschen passen würde und über welche Pflanze er sich freuen würde. In Absprache mit den Angehörigen gehen wir mit unserem Klienten in eine Gärtnerei oder einen Blumenladen und suchen sehr bewusst die entsprechende Pflanze oder das Bäumchen aus. Das Kind oder der Jugendliche kann zusammen mit uns oder mit den Angehörigen die Pflanze auf dem Grab oder an einer anderen vorher zu besprechenden Stelle einpflanzen.
- **Ballons oder Seifenblasen für den Verstorbenen aufsteigen lassen**
  Wir lassen mit den Kindern Ballons, an die Botschaften an den verstorbenen nahen Menschen auf kleinen Zetteln gebunden sind, oder Seifenblasen mit gedachten Botschaften aufsteigen. Dieses Ritual ist für Kinder und Jugendliche auch am Geburts- oder Todestag des geliebten Menschen am Grab sehr eindrücklich und hilfreich.

Bei der Arbeit an der inneren Kommunikation mit dem nahen verstorbenen Menschen achten wir darauf, dass wir nicht eine illusionäre Beziehung fördern. Deshalb müssen wir die Kommunikation mit ihm klar und eindeutig unterscheiden von der Kommunikation mit einem anderen nahen Menschen: »Ja, Leonie, wenn du mit deinem Bruder redest, tut dir das gut. Und doch bekommst du keine direkte Antwort. Und das ist traurig.«

Hier wird also die Beziehungsarbeit direkt mit der Realisierungsarbeit verknüpft, in der die Abwesenheit des nahen Menschen und die damit verbundenen Trauergefühle klar benannt werden.

▸ **Beachte**

Wir müssen die innere Beziehung zum Verstorbenen im Unterschied zu einer Realbeziehung als innere, symbolische Beziehung benennen und Kinder und Jugendliche einfühlsam, aber klar mit der Realität der bleibenden Abwesenheit des nahen Menschen konfrontieren. Hier pendeln wir von der Beziehungsarbeit zur Realisierungsarbeit.

Auch bei der Beziehungsarbeit müssen wir wieder den jeweiligen entwicklungspsychologischen Stand der Kinder und Jugendlichen berücksichtigen (Plieth, 2013), auf Grund dessen sie sich die Gestalt des Verstorbenen und die innere Beziehung entsprechend vorstellen können:

Kinder bis zum sechsten oder siebten Lebensjahr

Sie stellen sich die Verstorbenen wie weiterlebende Menschen mit den dazugehörigen emotionalen und kognitiven menschlichen Fähigkeiten vor. Für Kinder leben die Verstorbenen mit einer verringerten Lebendigkeit weiter, sodass sie zum Beispiel nur noch leise sprechen können. Kinder machen sich auch Gedanken, wie es dem Verstorbenen im Grab oder im Himmel geht, was dieser dort tut und was er braucht, um dort als verdünnte und abgeschwächte Person zu leben (Plieth, 2013). Kinder stellen sich oft auch vor, dass der Verstorbene in der bisherigen Gestalt wiederkommen und weiterleben kann. Dies kann für Kinder durchaus auch bedrohlich sein, sodass wir diese Vorstellungen unbedingt entängstigen müssen. Entsprechend der

Vorstellungen und Vorgaben des Umfeldes werden die Verstorbenen oft als Engel oder Schmetterlinge in einem sehr konkreten Sinne von Kindern vorgestellt und gemalt.

Kinder bis zum zehnten oder elften Lebensjahr

Die Erfahrung der Abwesenheit des Verstorbenen führt bis zum zehnten Lebensjahr dazu, dass Kinder verstehen, dass den Verstorbenen viele menschliche Fähigkeiten abgehen. Die Verstorbenen werden zunehmend als transparente und ferne Wesen konzeptualisiert (Plieth, 2013), die beispielsweise vom Himmel aus auf die Erde schauen. Kinder verstehen dann auch, dass die Bilder für den Verstorbenen als Engel oder als Schmetterling symbolisch zu verstehen und zugleich psychologisch als eine innere (!) Realität zu erleben sind (Kachler, 2017). Nun wird der Verstorbene auch als innerer Begleiter gedacht und gefühlt. Kinder können nun auch klar zwischen Erinnerungsbildern an den verstorbenen lieben Menschen und ihren Vorstellungen von ihm als weiterexistierende transzendente Gestalt unterscheiden.

Jugendliche in der Pubertät

In der Pubertät wird das Bild des Verstorbenen weiter abstrahiert, zum Beispiel als ein Teil der eigenen Person oder als transzendente Person. Oft wird der Verstorbene auch als Energie oder Kraft verstanden, die der Jugendliche spürt und für sich nutzt. Auch als inneres Ideal ist der Verstorbene häufig präsent. Nicht selten werden aber auch alle Vorstellungen vom Verstorbenen als weiterexistierende Gestalt rebellisch und vehement abgelehnt. Jugendliche drücken hier ihre Enttäuschung und Wut über den Tod des nahen Menschen aus.

Die frühen Bilder vom Verstorbenen werden in der Entwicklung des Kindes nicht aufgelöst, sondern bleiben erhalten und können auch später wieder aktualisiert werden. Das zeigt sich auch bei Erwachsenen, die bei schweren Verlusten die ganz frühen kindlichen Vorstellungen vom Verstorbenen wieder aktualisieren. So machen sich beispielsweise Eltern, deren Kind gestorben ist, Sorgen darüber, wie es ihrem Kind in dem dunklen und kalten Grab geht.

Bei Kindern bis zum Grundschulalter müssen wir darauf achten, dass wir deren konkretistische, bisweilen magische, Bilder vom Verstorbenen nicht festigen, sondern für eine Weiterentwicklung offenhalten, indem wir ihnen auch andere, insbesondere symbolische, Vorstellungsmöglichkeiten jetzt schon anbieten. Erst wenn Kinder später, ab dem sechsten oder siebten Lebensjahr, das symbolische Denken erlernt haben, können sie auch die innere Beziehung als eine symbolische und psychologische Beziehung verstehen und nutzen.

Symptomatische Blockaden und deren Behandlung

Symbiotische Bindung an den Verstorbenen und Vermeiden der Realisierung

Die 13jährige Theresa (vgl. S. 65) umgibt sich mit den Fotos des verstorbenen Großvaters. In Tagträumen ist sie mit ihm ganz verbunden. Das Grab vermeidet sie, weil dies eine Konfrontation mit dem Tod des Großvaters wäre. Die Eltern sorgen sich, weil ihre Tochter Beziehungen zu Freundinnen abbricht und sich ganz zurückzieht.

Dieses Beispiel zeigt, dass auch eine innere Beziehung zum verstorbenen nahen Menschen einseitig und damit destruktiv werden kann. Eine solche symbiotische Beziehung führt zum Rückzug des Kindes oder Jugendlichen in eine illusionäre Bindung an den Verstorbenen, und zugleich wird die Realisierung des Todes des nahen Menschen vermieden.

Zunächst würdigen wir die intensive und nahe Beziehung, dann aber machen wir auch die Nachteile, wie den Verlust der Freundinnen, deutlich. Wir betonen, dass eine innere Beziehung bleiben darf. Wir machen aber auch deutlich, dass diese Beziehung eine nur innere Beziehung ist und dass der Großvater tatsächlich gestorben und im Äußeren nicht mehr da ist. Wir führen Theresa durch die Realisierung des Todes des Großvaters und seiner Abwesenheit in ihre gegenwärtige Realität, in der zum Beispiel ihre Freundinnen auf sie warten. Ihr Großvater wird sich mit ihr mitfreuen, wenn sie in ihrem eigenen Leben wieder glücklich sein wird.

5. Einen sicheren Ort für den geliebten Menschen finden und einrichten lassen

Der Vater des fünfjährigen Max war vor einem halben Jahr gestorben. Bei einem schon länger anberaumten Familientreffen geht er an der Hand seiner Großmutter auf das Gasthaus zu. Er sieht die anderen eintreffenden Familienmitglieder und fragt die Großmutter: »Oma, gehören die alle zu uns?« Die Großmutter bejaht dies. Nach längerem Überlegen antwortet Max: »Aber der Papa gehört da auch dazu.«

Für Max gehört sein verstorbener Vater weiterhin zum Familiensystem und er behauptet dessen Platz im Familiensystem, das aus seiner Sicht ein bewahrender Ort für den Vater ist.

Alle Kinder stellen nach dem Tod eines nahen Menschen die zentrale Schlüsselfrage »Und wo ist der liebe Mensch jetzt?« Einerseits können sich Kinder nicht vorstellen, dass der nahe Mensch nun gänzlich weg sein soll, zum anderen hilft ihnen die Vorstellung eines Aufenthaltsortes für den nahen Menschen, ihre innere Beziehung zu ihm weiterzuführen. Ich habe in meinem hypnosystemischen Ansatz (Kachler, 2017a; 2017b; 2019) diese Verortung des Verstorbenen an einem sicheren Ort als Kernkonzept dieses beziehungsorientierten Ansatzes mehrfach beschrieben. Aus der Traumapsychologie habe ich für den Aufenthaltsort des Verstorbenen den Begriff des sicheren Ortes übernommen, an dem der Verstorbene vor einem weiteren Vernichtetwerden geschützt und sicher bewahrt ist. Meist besitzen diese sicheren Orte auch heilsame Qualitäten, an denen es den Verstorbenen gut geht und sie zum Beispiel von ihrer zum Suizid führenden Depression symbolisch geheilt werden.

In der Trauerbegleitung von Kindern und Jugendlichen greifen wir also deren Schlüsselfrage auf und begleiten sie auf der Suche nach einem sicheren, bewahrenden, beschützenden und heilsamen Ort für den verstorbenen nahen Menschen. Dabei gibt es verschiedene Möglichkeiten:

- **Offen nach einem sicheren Ort fragen**
  Wir fragen Kinder und Jugendliche ganz offen, was sie denken, wo für sie ihr verstorbener naher Mensch ist, wo er sich aufhält und wie es ihm wohl dort geht. Wir fragen dann genauer nach, wie dieser Ort aussieht. Häufig übernehmen Kinder Bilder für den sicheren Ort des Verstorbenen zunächst aus ihrem Umfeld, oft aber haben sie auch ganz eigene kreative Antworten.
- **Zum Suchen und Nachdenken anregen**
  Es ist selten, dass Kinder und Jugendliche noch keinen sicheren Ort für den Verstorbenen gefunden haben. Sollte dies der Fall sein, bitten wir sie bis zur nächsten Stunde darüber nachzudenken, zu suchen und vielleicht davon zu träumen. Kinder ab dem Grundschulalter überlegen sich dies gerne und verhalten sich dabei oft wie kleine Philosophen und Theologen. Nicht selten kommen dann ganz überraschende Antworten, die wir aufgreifen und gestalten lassen. So antwortete ein Junge auf die Frage nach dem Aufenthaltsort seines verstorbenen Großvaters, dass dieser auf dem Rücken eines großen Vogels sitze und immer um die Erde fliege.
- **Möglichkeiten zur Auswahl zur Verfügung stellen**
  Wir stellen einige der unten beschriebenen Möglichkeiten eines sicheren Ortes für den Verstorbenen zur Auswahl und fragen das Kind oder den Jugendlichen, was für sie und ihren nahen Menschen passen könnte. Hier können wir auch Bilderbücher, die das Konzept vom sicheren Ort für den Verstorbenen auf verschiedene Weise umsetzen, anbieten und mit den Kindern anschauen (hier nur eine Auswahl: Hubka & Hammerle, 2004; Kachler, 2017b; Bardtke & Bardtke, 2020; Funke, 2021).
- **Gestalten der sicheren Orte**
  Wir lassen die sicheren Orte in jedem Fall malen oder mit anderen Medien gestalten und dann aufbewahren. Werden sichere Orte für den Verstorbenen zum Beispiel im Sandspiel oder mit anderen Materialen, wie z. B. Kissen, gestaltet oder gebaut, halten wir diese mit einem Foto fest, drucken dieses aus und geben es dem Kind oder Jugendlichen mit.

- **Aufbewahren der Bilder vom sicheren Ort des Verstorbenen**
  Wir überlegen mit den Kindern und Jugendlichen, wo sie das gemalte Bild oder das Foto vom sicheren Ort für den Verstorbenen zu Hause in ihrem Kinderzimmer oder an einem anderen Ort aufbewahren möchten. Manchmal möchten Kinder das Bild oder Foto auch bei der Beraterin lassen.
  Wir kommen im weiteren Verlauf der Trauerbegleitung immer wieder auf den sicheren Ort des Verstorbenen zurück und fragen die Kinder und Jugendlichen, wie es dem Verstorbenen dort geht, was sich am sicheren Ort verändert und wie es ihnen mit diesem Ort geht.

Im Folgenden sind nun die für Kinder und Jugendliche wichtigsten sicheren Orte für den verstorbenen nahen Menschen näher beschrieben:

- **Konkret gestaltete Orte**
  Kleinere Kinder stellen sich häufig einen konkreten Ort für den Verstorbenen vor, wie ein von ihnen gezeichnetes Haus, in das sie ihren verstorbenen nahen Menschen malen. Gibt es im Spielzimmer Kissen oder Kartons, bauen Kinder dieses Haus für den Verstorbenen mit diesem Material. Im Sandspiel wird oft eine Höhle oder ein umzäunter Garten gestaltet, in die dann eine Figur für den Verstorbenen hineingestellt wird. Wir überlegen mit dem Kind dann, wie es dem Verstorbenen dort geht, was ihm guttut und wie das Kind mit ihm sprechen kann.
- **Erinnern und Gedenken als sicherer Ort**
  Wir erklären Kindern und Jugendlichen, dass sie ihren lieben verstorbenen Menschen in ihrer Erinnerung immer finden und ihm nahe sein können. Wir rufen konkrete Erinnerungen ab und lassen die Heranwachsenden über diese Erinnerungen dem Verstorbenen nahe sein. Dann verankern wir die Erinnerungen und versichern den Kindern und Jugendlichen, dass sie sich auch in Zukunft immer an ihren lieben Menschen erinnern und an ihn denken können.

- **Körper als sicherer Ort**
  Wir fragen Kinder und Jugendliche, wo sie in ihrem Körper den verstorbenen nahen Menschen spüren, dann lassen wir sie die Hand an diese Körperstelle legen, um über das Körpergefühl den Verstorbenen im Körper zu verankern. Wie im Beispiel von Julian lassen wir den Körper und die Körperstelle für den Verstorbenen malen. Das Malen des Körpers mit der entsprechenden Körperstelle als sicheren Ort für den verstorbenen nahen Menschen ist besonders dann wichtig, wenn die direkte Wahrnehmung der Körperstelle insbesondere für kleine Kinder als zu nahe, manchmal als bedrohlich erlebt wird.
- **Familienraum als sicherer Ort**
  Wie für den fünfjährigen Max im obigen Fallbeispiel ist eine Verortung der Verstorbenen im Familiensystem für Kinder und Jugendliche sehr wichtig. Neben einer Gedenk- und Erinnerungsstelle können wir die Verortung über das Malen des Familiensystems mit (!) dem Verstorbenen oder über eine Familienaufstellung im Sandspiel oder auf dem Familienbrett sichern.
- **Orte in der Natur als sichere Orte**
  Viele trauernde Kinder und Jugendliche sehen, wie die beiden Jungen im Fallbeispiel in Kapitel 3, den Verstorbenen auf einem Stern, im Regenbogen, im Sonnenlicht oder im Himmel.
- **Transzendente, religiöse sichere Orte**
  Je nach religiöser Tradition im Umfeld von trauernden Kindern und Jugendlichen sagen diese, dass der nahe Mensch bei einem allgemein oder christlich verstandenen Gott (Hubka & Hammerle, 2004) oder in einem transzendent verstandenen Himmel, manchmal auch in einem Paradies ist. Auch dies lassen wir von den Kindern malen; Jugendliche bitten wir, im Internet nach entsprechenden symbolischen Bildern zu suchen und diese auszudrucken.

Verlusttrauma-Extra

Symbolische Traumatherapie für den verstorbenen nahen Menschen

Kinder und Jugendliche fühlen und leiden mit dem verstorbenen nahen Menschen und seiner Traumatisierung bei seinem Sterben und Tod. Sie sind traurig darüber, dass er zum Beispiel den schlimmen Unfall hatte und dabei schwer verletzt wurde. Damit Kinder hier beruhigt werden können, müssen wir sozusagen eine heilsame, symbolische Traumatherapie für den Verstorbenen durchführen (ausführlich dazu Kachler, 2021). In der Arbeit mit Kindern und Jugendlichen realisieren wir dies über folgende Schritte:

- **Einrichtung eines heilenden Ortes für den verstorbenen nahen Menschen**
  Wir überlegen mit dem Kind oder Jugendlichen, wie ein Ort aussehen müsste, an dem die Verletzungen, also die Traumata des verstorbenen nahen Menschen geheilt werden. Hier wird also der sichere Ort für den Verstorbenen zu einem heilsamen Ort. Häufig sind das symbolisch-transzendente Orte wie ein warmes Licht oder ein Garten mit vielen Blumen.
- **Betonen, dass am heilsamen Ort die Wunden des verstorbenen nahen Menschen geheilt sind**
  Wir betonen, dass am heilsamen Ort die Wunden des nahen Menschen, also sein Trauma beim Sterben, versorgt werden und heilen.
- **Betonen, dass es dem verstorbenen nahen Menschen dort gut geht**
  Wir betonen, dass es dem verstorbenen nahen Menschen an seinem heilsamen Ort gut geht und beschreiben dies, zum Beispiel dass dort die tödlich verunglückte kleine Schwester wieder springen und lachen kann. Wie immer können wir das die Kinder malen oder spielen lassen.

6. Konfliktklärung in der Beziehung zum verstorbenen Menschen und Lösung von Schuldgefühlen

Kinder und Jugendliche erleben neben Mitgefühl und mitfühlender Trauer zwei weitere wichtige Beziehungsgefühle, die nun auch in der Beziehung zum Verstorbenen geklärt werden müssen. Bleiben diese Gefühle ungeklärt, ist das Kind einerseits destruktiv an den nahen Menschen gebunden, andererseits wird eine freie und konstruktive Beziehung zu ihm unterbunden.

- **Wut gegenüber dem verstorbenen nahen Menschen**
  Kinder und Jugendliche sind häufig wütend auf den Verstorbenen, weil dieser sie verlassen hat oder sie in einem nicht geklärten Streit zurückgelassen hat. Wir erklären diese Wut als ganz berechtigt und normal und ermutigen Kinder und Jugendliche, sie gegenüber dem Verstorbenen einzubringen. Wir können die Wut über einen direkten Dialog mit Handpuppen oder Figuren im Sandspiel oder aber über einen Brief an den Verstorbenen einbringen lassen. Wir überlegen mit den Heranwachsenden, wie der Verstorbene mit der Wut umgehen wird. Dabei signalisieren wir eindeutig, dass der Verstorbene gut und verzeihend mit der Wut umgehen wird.
- **Schuldgefühle gegenüber dem verstorbenen nahen Menschen**
  Kinder und Jugendliche fühlen sich häufig, insbesondere nach einem Suizid des verstorbenen nahen Menschen, direkt an dessen Tod oder wegen eines nicht geklärten Streits schuldig. Hier müssen wir sehr eindeutig klarstellen, dass sie nicht für den Tod des nahen Menschen verantwortlich sind und dass der suizidierte Verstorbene aus eigener Entscheidung oder aus seiner Krankheit heraus seinen Suizid begangen hat. Wir können dies wieder über ein Rollenspiel mit Handpuppen, mit Stofftieren oder im Sandspiel klären lassen, indem wir stellvertretend für die Puppe oder das Tier des suizidierten nahen Menschen dessen Entscheidung zum Suizid erklären. Häufig fühlen sich Kinder und Jugendliche bei einem nicht geklärten Streit oder wegen eines nicht zurückgegebe-

nen Spielzeugs schuldig. Hier lassen wir die gefühlte Schuld gegenüber dem Verstorbenen im Spiel oder in einem Brief einbringen und betonen, dass der Verstorbene die Bitte um Verzeihung in jedem Fall annimmt.

Symptomatische Blockaden und deren Behandlung

Blockierung der inneren Beziehung durch Schuldgefühle

Der 14-jährige Max steckt in seinen Schuldgefühlen gegenüber seinem älteren suizidierten Bruder fest, sodass seine innere Beziehung zu ihm einerseits über die Schuldgefühle hergestellt, andererseits durch diese aber auch blockiert ist. Symptomatisch zeigt sich diese Blockierung der inneren Beziehung, dass er sich mit selbstdestruktivem Verhalten bestraft.

Ich lasse Max den Ritualsatz »Ich fühle mich schuldig, weil …« mit den verschiedenen Schuldgefühlen schreibend ergänzen.

Dann überlege ich mit ihm, an welchen Punkten er sich zu Recht oder zu Unrecht schuldig fühlt. Bei letzteren Punkten lasse ich die entsprechenden Sätze dick durchstreichen. Die Punkte, bei denen Max bei seiner Schuld und seinen Schuldgefühlen bleibt, lasse ich ihn in einem Brief an seinen suizidierten Bruder einbringen. Der Brief schließt mit der Bitte, dass der Bruder ihm verzeihen möge. Ich bitte Max darauf zu achten, ob er eine innere Antwort bekommt. In der Stunde bitte ich Max, diesen Brief seinem älteren Bruder vorzulesen. Ich antworte dann stellvertretend für den älteren Bruder und achte darauf, dass die Botschaften des Verzeihens bei Max ankommen.

Sollte es noch weitere ungeklärte Themen zwischen dem Kind bzw. Jugendlichen und dem Verstorbenen geben, werden sie ebenfalls mit den soeben beschriebenen dialogischen Methoden gelöst. Nach einer gelungenen Beziehungsklärung bekräftigen wir diese mit dem jungen Klienten rituell, indem wir zum Beispiel die gefühlte Schuld malen lassen und diesen »Schuldschein« entweder dem Verstorbenen übergeben oder ihn zerreißen lassen.

Mit der zuletzt beschriebenen Beziehungsklärung sind die wichtigsten Aspekte der Beziehungsarbeit dargestellt, die immer eng mit der Realisierungsarbeit verflochten ist. Diese wird im nächsten Kapitel ausführlich beschrieben.

KAPITEL 7

»Ja, der Tod deines lieben Menschen tut so sehr weh!«

Die Arbeit an der vierfachen Trauer als schmerzliche Realisierungsarbeit

Die siebenjährige Maja ist tieftraurig über den Tod des älteren Bruders. Bei der Trauerfeier steht sie mit den Eltern in der ersten Reihe und möchte weinen. Beim Blick auf ihre Eltern verbeißt sie sich ihr eigenes Weinen und ihren Schmerz. Als sie später erfährt, dass ihr Bruder durch Erschlagen ermordet wurde, erschrickt sie voller Panik. Zugleich fühlt sie sich so in ihren Bruder und sein Sterben ein, dass sie seine Verwundung am eigenen Körper spürt.

1. Die vierfache Trauer von Kindern und Jugendlichen

Nachdem wir nach der Stabilisierungsarbeit zur Beziehungsarbeit übergegangen sind, wenden wir uns jetzt der direkten Arbeit mit der Trauer zu. Dabei bleiben die schmerzliche Realisierungsarbeit und die Beziehungsarbeit eng miteinander verflochten. So kann ein Kind die verstorbene Schwester vermissen, darüber jetzt traurig sein und zugleich sie auch als nah erleben.

Neben der zentralen Trauer als Verlusttrauer des Vermissens, müssen wir bei Kindern und Jugendlichen drei weitere wichtige Formen der Trauer berücksichtigen und bearbeiten. Nur dann ist eine umfassende Trauerbegleitung für Kinder und Jugendliche gewährleistet. Dabei hat jede Form des Trauerns spezifische Teilziele, und die Bearbeitung braucht unterschiedliche Methoden:

- **»Du fehlst mir so sehr«**
  Die eigene Trauer des Vermissens – die Verlusttrauer
  Dies ist die bekannte, klassische Form des Verlustschmerzes und des Trauerns, bei der das Fehlen und Vermissen des verstorbenen nahen Menschen im Zentrum steht. Sie umfasst wiederum zwei Teilaufgaben:
  - **Realisierung des Verlustes und der bleibenden Abwesenheit des verstorbenen nahen Menschen**
    Die Kinder und Jugendlichen trauern um (!) den verstorbenen nahen Menschen, der durch sein spezifisches Sterben, wie einen Unfall oder Suizid, ganz real verstorben ist. Durch diesen Tod ist er nun abwesend, hinterlässt eine Leerstelle und fehlt dem Kind oder Jugendlichen als konkretes, reales Gegenüber. Dies muss in der schmerzlichen Realisierungsarbeit realisiert, angenommen und akzeptiert werden, auch wenn das auf Grund des jeweiligen entwicklungspsychologischen Status und Alters zumeist nur teilweise möglich ist. Insbesondere Kinder bis zum neunten oder zehnten Lebensjahr hoffen auf eine reale Wiederkehr des Verstorbenen. Wir benennen demgegenüber immer wieder die Realität, ohne diese Hoffnung selbst zu verneinen.
  - **Spüren, Gestalten und Externalisieren der Trauer und damit ein Verabschieden der Trauer**
    Der Verlustschmerz und die Trauer sind zunächst elementare Körperreaktionen, die auch im psychischen Erleben erfahren werden. Damit der Verlustschmerz und die Trauer nicht im Körper und in der Psyche belastend und blockierend verbleiben, müssen wir diese den Kindern und Jugendlichen zugänglich werden lassen und sie dann externalisierend gestalten lassen. Ziel hierbei ist es, dass der Verlustschmerz und die Trauer verabschiedet werden können.

- **»Ich bin so traurig, dass du nicht leben darfst«**

  Das trauernde Mitfühlen mit dem verstorbenen nahen Menschen – die identifikatorische Trauer

  Hier trauern die Kinder und Jugendlichen mit (!) dem Verstorbenen und sind ihm im Mitgefühl und in ihrer Trauer nahe. Sie leiden mit dem nahen Menschen, weil er auf seine Weise, zum Beispiel durch eine Krankheit oder einen Unfall, sterben musste und weil er nicht mehr leben darf. Dabei leiden die Kinder auch stellvertretend für (!) den verstorbenen nahen Menschen. Kinder sind schon sehr früh zu einer emotionalen Ansteckung und zum Mitschwingen mit anderen fähig. Im Alter von drei bis vier Jahren wird dies zu einem Mitfühlen und dann über die Fähigkeit zum Perspektivwechsel und zur Mentalisierung zu einer verstehenden Empathie.

▸ **Beachte**

Kinder und Jugendliche trauern mitfühlend auch mit der Traumatisierung des nahen Menschen bei seinem Sterben und Tod. So übernehmen sie auch die Traumatisierung des Verstorbenen als eigenes Trauma.

- Beim Tod eines nahen Menschen reagieren Kinder und Jugendliche mit frühen Formen der emotionalen Ansteckung und einer emotionalen Identifikation. Diese identifikatorische Form der Trauer ist bei Kindern und Jugendlichen meist stärker ausgeprägt als bei Erwachsenen, weil sie sich vom verstorbenen nahen Menschen weniger gut abgrenzen können, vielmehr begeben sie sich in seine Position hinein und verschmelzen sich mit ihm identifikatorisch.

- **»Ich nehme auch eure Trauer zu mir«**

  Die übernommene Trauer der anderen

  Kinder und Jugendliche übernehmen die Trauer der anderen trauernden Angehörigen und die atmosphärische Trauer im zurückbleibenden Familiensystem (Kapitel 2.8). Dies geschieht weitgehend unbewusst über die Spiegelneuronen und auf der Körperebene. Zugleich übernehmen Kinder und Jugendliche im Sinne einer Parentifizierung die Trauer der anderen aus Mitgefühl und

Verantwortung für die anderen. Auch diese Form der Trauer ist bei Kindern und Jugendlichen sehr viel stärker ausgeprägt als bei trauernden Erwachsenen.

- **»Jetzt spüre ich auch Papa und Mama nicht mehr!«**
  Die Trauer über die sekundären Verluste
  Die Trauer über die sekundären Verluste haben wir in Kapitel 1.4 schon näher besprochen. Auch diese Trauer ist sehr viel stärker als bei Erwachsenen und muss als vierte Form des Trauerns eigens bearbeitet werden.

2. Zum Trauern und zum Verabschieden der Trauer ermutigen

Wir wenden auch in der Arbeit mit dem Verlustschmerz und der Trauer wieder unsere 3-E-Grundinterventionen an: **E**rlauben, **E**rmutigen und **E**rmöglichen. Wir bringen die folgenden Botschaften häufig ganz direkt verbal, oft nonverbal und in unserer Grundhaltung dem trauernden Kind und Jugendlichen gegenüber ein:

- *Du darfst deinen lieben Menschen vermissen, weil er nicht mehr da ist.*
- *Du darfst darüber sehr traurig sein und das auch zeigen.*
- *Du darfst traurig sein, weil du den nahen Menschen so sehr liebst und er dir so sehr fehlt.*
- *Das tut dir zu Recht in deinem Körper weh – manchmal als Bauchweh, manchmal als Kopfschmerz, manchmal als irgendein anderer Schmerz.*
- *Du darfst dich zurückziehen und dich mit deiner Trauer verstecken.*
- *So wie du trauerst, ist es für dich richtig.*
- *Du darfst mit oder ohne Weinen, mit oder ohne Tränen trauern, ganz wie du und deine Trauer es wollen.*
- *Trauer tut weh und trotzdem tut es auch gut, die Trauer zu spüren.*
- *Jetzt ist deine Trauer sehr schlimm und doch wird es leichter werden.*
- *Du darfst dir für deine Trauer Hilfe holen und mit anderen darüber reden.*

- *Du darfst »böse« und wütend sein – das gehört auch zur Trauer.*
- *Es ist traurig, dass dein geliebter Mensch nicht mehr leben darf. Das ist schlimm für ihn.*
- *Auch wenn dein naher Mensch nicht leben darf, darfst du leben. Und das ist in Ordnung – auch für deinen nahen Menschen.*
- *Du brauchst nicht die Trauer deiner Angehörigen leben – die machen das selbst und müssen für sich sorgen.*
- *Du darfst auch traurig darüber sein, dass deine Familie jetzt so anders ist.*
- *Du darfst trotz deiner Trauer deine eigenen Dinge tun und dabei darf es dir auch gut gehen.*
- *Du darfst die Trauer verabschieden und auch sie wird irgendwann gehen wollen.*
- *Deine Trauer wird gehen und deine Liebe zu deinem nahen Menschen darf bleiben.*
- *Du darfst wieder fröhlich sein und dir darf es dabei wieder richtig gut gehen.*

Natürlich gibt es je nach konkreter Verlust- und Lebenssituation eines Kindes oder Jugendlichen weitere Botschaften des Erlaubens, Ermutigens und Ermöglichens, die wir dann wieder verbal und nonverbal in den Prozess direkt formuliert oder eingestreut und indirekt laufend einbringen.

3. Die Arbeit an der eigenen Trauer des Vermissens – die Realisierungsarbeit und die Externalisierung der Trauer

Die achtjährige Rosa möchte nicht an das Grab ihrer an Krebs verstorbenen Mutter gehen. Sie sagt: »Da werde ich so traurig.« Ich respektiere dies und bespreche mit ihr, was sie für ihre Mutter malen oder basteln könnte, um dann – wenn es für Rosa passt – das Bild oder das Gebastelte an das Grab ihrer Mutter zu bringen.

3.1 Vorbereitung der Realisierungsarbeit und der Externalisierung der Trauer

Vor der Realisierungsarbeit muss die Stabilisierungsarbeit die Kinder und Jugendlichen befähigen, mit ihren Verlustschmerz- und Trauergefühlen umzugehen. Auch die Beziehungsarbeit, die eine sichere innere Präsenz und Verankerung des Verstorbenen anstrebt, ermöglicht es, dass Kinder und Jugendliche sich auf die Realisierungsarbeit und die damit verbundene Trauer einlassen können.

▶ **Beachte**

Vor der schmerzlichen Realisierungsarbeit müssen Kinder und Jugendliche über die Stabilisierungsarbeit befähigt werden, ihre Trauer zu spüren und zu regulieren. Ebenso muss in der Beziehungsarbeit die innere Präsenz des verstorbenen nahen Menschen gespürt werden und verankert sein, damit Kinder und Jugendliche sich auf die äußere Abwesenheit des nahen Menschen einlassen können.

Die Arbeit mit dem Verlust umfasst zwei Aspekte, zunächst die Annäherung an die Realität des Todes und des Verlustes und dann das Spüren, Gestalten und Externalisieren des Verlustschmerzes und der Verlusttrauer.

Die Annäherung an die Realität des Verlustes, insbesondere bei traumatisierenden Verlusten, muss sehr behutsam und unter Berücksichtigung der kognitiven und emotionalen Grenzen eines Kindes oder Jugendlichen geschehen. Wir respektieren jedes Zeichen von Abwehr und Widerstand wie bei Rosa als Ausdruck der Angst vor der Realität des Verlustes, vor dissoziativen Traumareaktionen und der Intensität der dann auftretenden Verlustgefühle. Wir benennen diese Angstgefühle von uns aus im Sinne eines Angebotes, erlauben die Vermeidung zunächst und bieten erneut unseren Schutz an.

▶ **Beachte**

Wir respektieren und erlauben zunächst die Vermeidung der schmerzlichen Realität und der Trauer als Ausdruck der Angst des Kindes und Jugendlichen vor der Realität des Verlustes, vor dissoziativen Traumareaktionen und intensiven Trauergefühlen.

Wenn wir die Kinder und Jugendlichen zur Realisierungsarbeit einladen und sie damit auch in den, freilich behutsamen, meist nur kurzen, Kontakt mit ihren Trauergefühlen führen, müssen wir ihnen in der konkreten Situation immer auch Möglichkeiten des Trostes aufzeigen können. Hier können wir auf die Methoden aus der Stabilisierungsarbeit zurückgreifen oder neue Trostmöglichkeiten anbieten und zusammen mit dem Kind oder Jugendlichen installieren:

- **Trauerbegleitertier finden**
  Wir bitten das Kind für die in den Stunden auftretenden Trauergefühle ein symbolisches Tier oder ein Stofftier auszuwählen, das es trösten kann, wenn es traurig ist oder am liebsten weinen würde.
- **Trostkiste gestalten**
  Wir bieten dem Kind einen Karton an, den wir als Erste-Hilfe-Kiste für traurige Gefühle gemeinsam gestalten mit einem Schmusetier, mit Taschentüchern zum Weinen, mit einer Fotokarte für die Trauer, einem Tränenkrügchen für die realen oder vorgestellten Tränen, einem Riechkölbchen mit einem schönen Duft, mit einem Bilderbuch zum Thema Trauern und einem Foto vom verstorbenen nahen Menschen.
  Für Jugendliche wandeln wir die Beigaben ein wenig ab, indem wir zum Beispiel ein Foto von einer guten Freundin in die Trostkiste oder einen USB-Stick mit tröstlicher Musik oder Filmausschnitten vom verstorbenen nahen Menschen legen lassen.
- **Große wärmende Wolldecke**
  Wir stellen dem Kind eine Wolldecke zur Verfügung, die besonders wärmen und deshalb trösten kann. Das Kind kann nach dieser Wolldecke verlangen oder sie selbst um sich legen. Wir bieten von uns aus das Umlegen der Decke an, falls wir unsererseits beobachten, dass das Kind an Traumareaktionen oder seine Trauer kommt.
- **Klangschale oder Wärmeflasche auf Körperorte der Trauer legen**
  Für weiter persistierende Körperempfindungen der Dissoziation, wie eine Erstarrung, ein Druck auf dem Brustkorb oder eine Übelkeit in der Bauchregion, bieten wir dem Kind an, eine Wärmflasche zuzubereiten und diese auf die jeweilige Körperstelle zu

legen. Älteren Kindern und Jugendlichen bieten wir an, eine Klangschale auf den Körperort der Trauer zu stellen und über die Schwingungen die Traumareaktionen und die Trauer lösen zu lassen.

Nun können wir Kinder und Jugendliche aktiv einladen, die Realität des Todes des nahen Menschen wahrzunehmen, damit sie nicht in der zunächst ganz normalen Vermeidung und der Verleugnung verbleiben. Dieser Prozess muss in enger Abstimmung mit den Angehörigen des Kindes erfolgen, damit es zwischen der Benennung der Realität durch die Angehörigen und durch die Trauerberaterinnen keine Diskrepanzen oder Widersprüche gibt. Wir als Beraterinnen müssen insbesondere wissen, wie bisher von den Angehörigen über traumatische Umstände des Todes des nahen Menschen, beispielsweise über den Suizid des Großvaters, gesprochen wird und inwieweit das Kind darüber schon Bescheid weiß. In aller Regel sollten diese relevanten Informationen von den Angehörigen, also im Beispiel des Suizids des Großvaters, von den Eltern dem Kind gegeben werden. Wird das von den Angehörigen eher vermieden, sollten wir ihnen konkrete Hilfestellung für diese Gespräche mit dem Kind oder Jugendlichen anbieten.

▸ **Beachte**

Die Realisierungsarbeit, insbesondere die Realisierung eines traumatisierenden Todes des nahen Menschen wie bei einem Suizid, braucht die enge Abstimmung und Rücksprache mit den Angehörigen.

3.2 Realisierungsarbeit als behutsame Annäherung an die Realität

Die behutsame Annäherung an die Realität des Verlustes geschieht in folgenden Schritten, die wir immer entsprechend der nonverbalen Reaktion des Kindes oder Jugendlichen dosieren und aufeinander folgen lassen:

- **Benennen und Verbalisieren der Realität des Verlustes**
  Wir formulieren behutsam und zunächst in zurückhaltenden Formulierungen, dass der nahe Mensch verstorben und deshalb tot ist, z. B.: »Ja, dein Papa ist gestorben und das ist traurig« oder: »Ja, dein Bruder ist tot und das ist schlimm für dich.« Wir verbinden die Feststellung des Todes des nahen Menschen immer mit einem Angebot eines möglichen Trauergefühls.
- **Fehlen des nahen Menschen wahrnehmen lassen**
  Wir können immer wieder konkrete Situationen im Alltagsleben von Kindern und Jugendlichen benennen, in denen der Verstorbene nicht da ist und fehlt. Wir können aber auch fragen, woran sie die Abwesenheit des nahen Menschen, zum Beispiel der verstorbenen Mutter, merken. So bleibt ihr Platz am Esstisch leer oder ihr Bademantel im Badezimmer fehlt. Wir benennen auch Aktivitäten, bei denen der verstorbene Mensch nicht dabei ist, so zum Beispiel beim Spielen, bei einem Ausflug oder beim gemeinsamen Abendessen. Wir sprechen auch aus, in welchen Lebensvollzügen und in welchen Funktionen die Mutter fehlt: »Und du kannst nicht mehr mit deiner Mama einen Kuchen backen« oder »Du kannst sie nicht mehr um Rat fragen.«
  Mit älteren Kindern und Jugendlichen können wir die folgenden Sätze verbal ergänzen lassen: »Du fehlst mir so sehr beim …« und »Du fehlst mir so sehr, weil …«. Dabei lassen wir diesen Einleitungssatz mehrmals schreiben und ergänzen ihn jeweils. Kinder können die Satzergänzung auch malen. Mit älteren Kindern oder Jugendlichen können wir einen Brief an den verstorbenen nahen Menschen schreiben, in dem wir das schmerzliche Vermissen beschreiben lassen.
  Wenn wir das Fehlen des nahen Menschen spüren lassen, verbalisieren wir als Angebot die Gefühle des Vermissens und des Trauerns: »Ja, das ist traurig, dass deine Mama nicht mehr mit dir spielen kann.«
- **Wissen um das Sterben des nahen Menschen**
  Jüngere Kinder wollen oft sehr direkt wissen, wie und warum der nahe Mensch verstorben ist. Ältere Kinder und Jugendliche sind hier vorsichtiger, manche wollen sich damit nicht beschäftigen.

Hier ist es sehr wichtig, dass wir mit den zurückbleibenden Angehörigen besprechen, wie weit wir unsererseits die Realität des Sterbens benennen dürfen. Wir erklären immer auch besonders die Vorgänge des Sterbens, zum Beispiel durch eine Krebserkrankung, entsprechend dem Alter des Kindes. Bei Jugendlichen können wir deren schon vorhandenes Wissen abfragen und entsprechend ergänzen.

▶ **Beachte**

Insbesondere Kinder zwischen etwa 5 und 10 Jahren brauchen viele altersgemäße Erklärungen, um die Realität des Verlustes und seine Hintergründe in ihr bisheriges Weltwissen einzuordnen. Wir sollten offen und sachlich richtig die Zusammenhänge erklären. Auch darüber findet eine Realisierung des Verlustes statt.

- **Erfahrungen mit Sargbesuch und Bestattung ansprechen und gestalten**
  Sofern die Kinder und Jugendlichen den Verstorbenen noch einmal im Sarg sehen konnten oder bei der Bestattung dabei waren, lassen wir uns das erzählen und laden dann zum Nachvollziehen über das Spiel oder zur Gestaltung über das Malen ein. Ziel ist es hier, über diese Erfahrungen die Realisierung des Verlustes weiter zu vertiefen und die Erfahrung des Sargbesuches oder der Bestattungsfeier in die Biografie des Kindes oder Jugendlichen zu integrieren.
- **Grabbesuch besprechen und vorbereiten**
  Kinder, insbesondere Jungen, gehen – wie auch Rosa im Beispiel oben – ungern an das Grab des verstorbenen nahen Menschen, weil sie dort ihre Trauer spüren. Kinder brauchen für den Grabbesuch konkrete und rituelle Handlungsmöglichkeiten, über die sie ihre Trauer gestalten und transformieren können (Kachler, 2017). Wir können Kinder bitten, etwas für den Verstorbenen zu malen oder zu basteln, um dieses dann für ihn ans Grab zu bringen. Am Grab sollten die Kinder ein konkretes Ritual vollziehen können, wie eine Kerze anzünden oder eine Pflanze mit einer kleinen Schaufel einpflanzen. Ältere Kinder bitten wir, mit ihrem Handy ein Foto vom Grab des verstorbenen nahen Menschen zu

machen. Dann besprechen wir in der Stunde, was auf dem Handyfoto zu sehen ist.

- **Todestag als Gedenk- und Realisierungstag gestalten**
  Anders als der Geburtstag des nahen Menschen konfrontiert der Todestag die Kinder und Jugendlichen und deren Angehörigen noch stärker mit der Realität des Verlustes. Deshalb müssen wir die Angehörigen anleiten, diesen Tag für sich und die Kinder und Jugendlichen mit Ritualen bewusst zu gestalten. Wir bereiten mit den Kindern und Jugendlichen den Tag vor, besprechen seine Bedeutung und überlegen, wie sie ihn gestalten wollen. Ein Teil des Tages sollte mit Alltagsaktivitäten wie den Kita- oder Schulbesuch verbracht werden. Zugleich sollten auch konkrete Rituale wie der Grabbesuch den Tag mit seiner Realität anerkennen. Der Tag sollte immer auch zum Gedenken und Erinnern über das Erzählen vom verstorbenen nahen Menschen genutzt werden. Manche Angehörigen entscheiden sich auch, an diesem Tag etwas ganz anderes, wie z.B. einen Ausflug, zu machen. Das ist dann hilfreich, wenn die Kinder oder Jugendlichen und Angehörigen noch nicht genügend stabilisiert sind, auch wenn damit die Realisierung zunächst vermieden wird.
- **Zimmer des Verstorbenen besuchen**
  Wir besprechen mit den Kindern und Jugendlichen, ob und wie sie das Zimmer des verstorbenen nahen Menschen aufsuchen können. Auch hier ist es wie beim Grabbesuch wichtig, eine konkrete Aufgabe oder rituelle Handlung vorzuschlagen, zum Beispiel eine CD mit der Musik des verstorbenen Geschwisters einzulegen und zu hören. Manche Kinder setzen sich an den Schreibtisch des verstorbenen nahen Menschen oder spielen mit einem Gegenstand von ihm. Wir können Kinder bitten, einen Erinnerungsgegenstand aus dem Zimmer in die Stunde mitzubringen. Der Besuch des Zimmers kann entweder die schmerzliche Abwesenheit des verstorbenen nahen Menschen bewusst machen oder aber eine Näheerfahrung zu ihm ermöglichen.

Wenn sich das Kind oder der Jugendliche der Realität des Verlustes und seiner konkret spürbaren Folgen annähert, benennen wir sehr vorsichtig, in hypothetischer Form, dass das sehr traurig sein kann, zum Beispiel: »Daran zu denken, könnte jetzt für dich traurig sein.« oder »Dass dein Papa nicht mehr da ist, das tut dir vielleicht sehr weh.« Allerdings fordern wir nicht auf, die Gefühle intensiver oder länger zu spüren; wir laden auch nie direkt ein zu weinen.

▶ **Beachte**
Wir laden Kinder und Jugendliche nicht ein, zu weinen, vielmehr laden wir sie ein, ihre Verlust- und Trauergefühle zu gestalten und darüber zu externalisieren.

Falls manchmal bei der Realisierungsarbeit doch Tränen in die Augen des Kindes und Jugendlichen treten, sprechen wir das nur in Ausnahmefällen direkt an, weil sie sich dafür schämen könnten und ihre Gefühle sofort zurücknehmen. Wir können sie ermutigen, die Trauer durch den gespitzten Mund herauszublasen und damit wieder zu externalisieren. Wir ermutigen dann die Kinder und Jugendlichen, später für sich allein an ihrem Trauer- und Rückzugsort zu weinen.

▶ **Beachte**
Auch bei einer behutsamen Annäherung an den Tod und an den Verlust des nahen Menschen kann es zu dissoziativen Traumareaktionen kommen. Diese bearbeiten wir mit Methoden der Stabilisierungsarbeit.

Gelingende Realisierungsarbeit führt dazu, dass Kinder und Jugendliche zunächst sich an die Realitäten des Verlustes gewöhnen, im Alltag mit ihnen leben lernen und sie als Fakten stehen lassen können. Eine Akzeptanz oder gar Zustimmung, wie wir es von Erwachsenen kennen, dürfen wir von Kindern nicht erwarten. Das bleibt eine Aufgabe, die diese erst in der Phase des jungen Erwachsenenlebens bewältigen können.

Besonders schwierig ist die Realisierungsarbeit, wenn der nahe Mensch sich suizidiert hat oder bei einem Unfall sehr entstellt wurde. Hier gilt es die folgenden traumatherapeutischen Regeln zu beachten.

Verlusttrauma-Extra

Traumatisierende Erfahrungen ansprechen und gestalten lassen

Wissen um das traumatisierende Sterben des nahen Menschen

Bei entstellenden Unfällen, aber besonders bei einem Suizid, wird der verstorbene nahe Mensch in seinem Sterben traumatisiert und beispielsweise bei einem Absturz in den Bergen oder beim Suizid durch Erhängen oder durch den Schienentod entstellt. Genau dieses Wissen, oft auch nur die Ahnung davon und die entsprechenden bedrohlichen Phantasien, können für das Kind oder den Jugendlichen traumatisierend sein. Ein erster wichtiger Schritt besteht darin, dass wir das Trauma des Verstorbenen und damit den traumatisierten Verstorbenen im Rahmen der Beziehungsarbeit zuerst heilsam versorgen (Kapitel 6.5).

Haben Kinder und Jugendliche eine eigene Traumatisierung durch ein Miterleben des Todes oder durch das Auffinden des Suizidanten erfahren, müssen wir diese Traumatisierung und die dazugehörigen Traumareaktion in der Stabilisierungsarbeit heilsam versorgen (Kapitel 5.8). Diese heilsame Versorgung des Kindes oder Jugendlichen und (!) des traumatisierten nahen Menschen ist nun Voraussetzung für die Realisierungsarbeit bei einem traumatisierenden Verlust.

Kinder und Jugendliche ahnen meist, dass es mit einem traumatisierenden Sterben und Tod des nahen Menschen etwas Geheimnisvolles und deshalb oft auch Bedrohliches auf sich hat. Das Nicht-Wissen um den traumatisierenden Tod des nahen Menschen wird in der Phantasie der Kinder und Jugendlichen meist noch bedrohlicher. Zudem besteht die Gefahr, dass Kinder und Jugendliche die Realität zufällig auf Umwegen über andere, meist in ungünstigen Situationen erfahren.

Aus diesen Gründen ist das von Angehörigen oft bevorzugte Vermeiden nicht möglich, vielmehr ist auch bei traumatisierenden Verlusten und Kontexten Realisierungsarbeit nötig (Kapitel 4.11) (Paul, 2019). Diese unterscheidet sich nicht grundsätzlich von der bisher beschriebenen Realisierungsarbeit, aber wir müssen immer nun auch mit Retraumatisierungen, also mit dissoziativen Reaktionen wie Freezing oder Depersonalisierung, rechnen. Deshalb sollten wir wie folgt vorgehen:

- Die heilsame Versorgung des traumatisierten nahen Menschen muss schon geleistet sein, also wir betonen, dass er an seinem heilsamen Ort geheilt ist und es ihm dort gut geht (Kapitel 6.5).
- Die heilsame Versorgung der traumatisierten Kinder und Jugendlichen muss ebenso geleistet sein, bevor wir uns der traumatisierenden Realität des Todes des nahen Menschen annähern können. Wir aktivieren erneut die heilsamen Ressourcen der Kinder und Jugendlichen, sodass sie auch jetzt zur Verfügung stehen (Kapitel 5.8).

▸ **Beachte**
Eine Annäherung an die traumatisierende Realität des Verlustes ohne die heilsame Versorgung des traumatisierten verstorbenen Menschen und des traumatisierten Kindes oder Jugendlichen ist ein Kunstfehler und muss unbedingt vermieden werden.

- Wir aktivieren erneut die symbolischen Helfer-, Trost- und Heilergestalten und andere bisher hilfreiche Methoden aus der Stabilisierungsphase wie zum Beispiel die tröstende Selbstberührung.

- Wir fragen die Kinder oder Jugendlichen, was sie über den traumatisierenden Tod des nahen Menschen schon wissen, welche Vorstellungen und Bilder sie davon haben und ob sie nun Näheres wissen möchten (Paul 2019). Erhalten wir verbal und nonverbal eine Zustimmung, bitten wir das Kind oder den Jugendlichen, sich die Helfer- und Trostgestalt, wie den großen Hund oder den Engel, erneut vorzustellen und diese gut zu spüren.

- Wir führen an die konkrete Realität des traumatisierenden Todes des nahen Menschen heran, indem wir zuerst die Motive seines Suizids oder die tragischen Zufälle eines entstellenden Unfalls erklären, sodass die Umstände des Sterbens verständlich werden und eingeordnet werden können, beispielsweise so: »Dein großer Bruder war sehr krank und wollte deshalb nicht mehr leben« oder »Dein Papa wollte den großen Berg besteigen. Mit Seilen und Haken im Felsen.«

- Wir benennen nun die traumatisierenden Umstände des Todes des nahen Menschen realistisch, aber zugleich auch schützend, wie zum Beispiel beim Schienensuizid: »Deshalb hat sich dein Bruder vor den Zug geworfen und wurde von diesem überfahren« oder beim Absturz in den Bergen: »Dann ist ein Haken abgebrochen und dein Papa ist abgestürzt.« Auch hier betonen wir sofort, dass es dem traumatisierten nahen Menschen an seinem Ort gut geht und er dort geheilt ist.
- Wir achten ständig auf Anzeichen von dissoziativen Reaktionen als Zeichen einer Retraumatisierung. Gegebenenfalls reorientieren wir die Kinder und Jugendlichen (Kapitel 5.3) und gehen in dem hier geschilderten Prozess einen Schritt zurück.
- Wir versorgen das Kind heilsam mit einer warmen Decke oder lassen das Kind oder den Jugendlichen in der Vorstellung an seinen heilsamen sicheren Ort gehen.
- Nach dem Benennen und zurückhaltenden Beschreiben des traumatisierenden Verlustes laden wir das Kind oder den Jugendlichen ein, das bisher Realisierte über das Malen oder im Sandspiel zu gestalten. Damit wird eine weitere Verarbeitung ermöglicht. Zudem erkennen wir, ob das Kind oder der Jugendliche weitergehende Bilder oder offene Fragen zum traumatisierenden Tod des nahen Menschen hat.

Symptomatische Blockaden und deren Behandlung

Vermeiden der Realisierung und des Verlustschmerzes
Ein Junge blendet den Tod seiner Mutter gänzlich aus und vermeidet Situationen, in denen er Trauer spüren könnte. Er drückt seinen Verlustschmerz durch zornig-aggressives Verhalten gegenüber Mitschülern aus und fällt damit in der Schule auf.
Hier leiten wir den Jungen an, seine Wut als Ausdruck seiner Trauer zu verstehen und bestätigen ihm, dass der Tod seiner Mutter ungerecht und unfair ist, sodass seine Wut sehr verständlich ist. Zugleich machen wir deutlich, dass die Wut an der Realität des Todes seiner Mutter und an deren Abwesenheit nichts ändert. Wir benennen in kleinen Schritten die Realitäten und bieten dem Jungen an, seine unter der Wut liegende Trauer zu spüren und im Malen und Sandspiel auszudrücken.

3.3 Trauerarbeit als Gestaltungs- und Externalisierungsarbeit der Verlustgefühle

Der zweite zentrale Aspekt der Realisierungsarbeit besteht, wie schon angesprochen, in der Gestaltung und Externalisierung des Verlustschmerzes und der Trauer, aber auch der Gefühle von Freezing, Leere, Verzweiflung, Angst und Wut.

▸ **Beachte**

Nur gestaltete und externalisierte Trauergefühle sind für Kinder und Jugendliche in ihrem Realisierungsprozess hilfreich. Wir bieten hierzu Medien und Methoden an, damit Schmerz und Trauer zum Beispiel im Malen gestaltet und so nach außen gebracht werden können.

Im Folgenden stelle ich eine Auswahl der Gestaltungsmöglichkeiten für die dissoziativen Traumareaktionen und die Gefühle der Trauer dar, die in analoger Weise auch für die anderen Gefühle genutzt werden können:

- **Tränenkrügchen malen oder Perlen ins Tränenkrügchen legen**
  Wir laden Kinder ein, einen Krug zu malen, in das sie in der Vorstellung ihre Tränen hineintropfen lassen können. Wir können auch kleine Glasperlen für ihre Tränen in ein bereitgestelltes Krügchen fallen lassen verbunden mit einem Ritualsatz wie »Diese Tränenperle weine ich, weil …« oder »Diese Tränenperle ist für dich, Mama.«
- **Trauerträne malen oder Farben der Trauer malen**
  Wir lassen ein große Trauerträne malen oder geben deren Umriss vor und lassen sie mit verschiedenen Trauerfarben ausmalen. Wie die Farbe der Liebe lassen wir auch eine Farbe der Trauer finden und diese dann zum Beispiel mit Wachskreiden oder Fingerfarben malen.
- **Tränenfluss malen und gestalten**
  Wir lassen einen Fluss malen oder im Sandspiel gestalten und überlegen mit dem Kind oder Jugendlichen, wohin der Fluss der Trauer fließt und was mit ihm über längere Zeit geschieht.
- **Trauersteine bemalen und mit Trauersteinen arbeiten**
  Wir zeigen dem Kind größere Steine als Symbol für die Trauer und lassen einen Stein für die eigene Trauer auswählen und ihn bemalen. Wir können mit Trauersteinen auch so arbeiten, dass wir das Kind einladen, sie auf die Körperstelle der Trauer zu legen, sie mit ihrer Schwere zu spüren und dann wieder wegzunehmen, um die Erleichterung zu spüren.
- **Karten für die Trauergefühle aussuchen lassen**
  Wir sollten für die Trauerbegleitung einen Set von Motivkarten ansammeln, die verschiedene Aspekte des Trauerns symbolisieren und dem Kind und Jugendlichen vorlegen: »Welches Bild passt denn für dich und deine Trauer um deine Mama am besten?«
- **Körper und Körperort der Trauer malen**
  Wir lassen, wie beim Körperort der Liebe, auch den Körper des Kindes als Umriss malen und überlegen, wo die Trauer zu spüren ist. Wir lassen dann das Kind die Trauer in den Körper einzeichnen.

- **Körperstellen der Trauer heilsam behandeln**
  Von der vorigen Methode ausgehend bieten wir dem Kind an, auf die beschriebenen Körperstellen, meist das Herz oder der Brustkorb, oft auch der Bauchraum, ein warmes Kissen, eine Wärmeflasche oder eine Klangschale zu legen, damit die Kinder deren lösende und tröstliche Wirkung erleben können.
- **Gespräch mit der Gestalt der Trauer**
  Mit etwas älteren Kindern und Jugendlichen können wir die Trauer als Gestalt oder Person imaginieren, malen oder von einer Handpuppe darstellen lassen, um dann in ein Gespräch mit der Trauergestalt einzutreten. Wir übernehmen die Rolle der Trauer und formulieren, welchen Sinn die Trauer hat und wie sie sich verändern wird.
- **Abschiedsrituale für die Trauer**
  Gegen Ende einer Trauerbegleitung geben wir dem Kind oder Jugendlichen Impulse, die Trauer gehen zu lassen. Wir laden dazu ein, die Trauer kleiner werden zu lassen und in einem Ritual zu verabschieden, also der Handpuppengestalt für die Trauer oder dem Trauerstein »ade« zu sagen.

Natürlich gibt es viele weitere methodische Möglichkeiten, wie Verlustgefühle gestaltet und externalisiert werden können. Es gibt auch viele Bilderbücher, die für Kinder hilfreiche Symbole, Rituale und Geschichten für den Umgang mit den Trauergefühlen zur Verfügung stellen (Kachler, 2017; Reschke, 2016; Mundy & Alley, 2017; Mennen, 2019). Ich betone abschließend noch einmal, dass wir während der Realisierungs- und Externalisierungsarbeit immer wieder auch auf die Beziehungsseite gehen und die innere Beziehung zum verstorbenen nahen Menschen spüren lassen.

4. Die Transformation der identifikatorischen Trauer

Lilli, 16 Jahre alt, entwickelt ein Jahr nach dem Tod ihres Vaters eine halbseitige Gesichtslähmung. Die neurologischen Untersuchungen ergeben keinen organischen Befund. Als ich sie nach der

Stabilisierungsarbeit näher befrage, wie ihr Vater gestorben sei, erzählt sie, dass ihr Vater wegen eines fortschreitenden Hirnstammtumors unter verschiedensten Symptomen litt, unter anderem unter Gesichtslähmungen. Lilli trauert sehr darüber, dass ihr Vater so leiden musste und nicht mehr leben darf.

Da die Ich-Grenzen von Kindern und Jugendlichen nicht so stabil sind wie bei Erwachsenen und diese durch die Erfahrung des Verlustes durchlässig werden, sind sie emotional ganz nahe bei dem verstorbenen Menschen. Sie fühlen mehr als Erwachsene mit dem verstorbenen nahen Menschen und sind sehr traurig, dass der geliebte Mensch nicht mehr leben darf. Das geht nicht selten bis zum Gefühl, sie selbst dürften nicht mehr leben. Dazu fühlen sie sich oft auch in das Sterben und in die Traumatisierung des nahen Menschen ein. So überlegen Kinder, ob und wie das Sterben wehtut, und spüren mitfühlend das Leiden des sterbenden nahen Menschen. Sie fühlen sich ganz in den verstorbenen Menschen ein und sorgen sich um ihn, beispielsweise wie es ihm jetzt in seinem Grab geht und ob er dort zum Beispiel friert oder hungert. Ihr Mitgefühl geht, wie bei Lilli, oft bis zur Identifikation, deshalb bezeichne ich diese wichtige Form des Trauerns bei Kindern und Jugendlichen als identifikatorische Trauer.

In der Arbeit mit der identifikatorischen Trauer geht es nun darum, diese mitfühlende Identifikation zu lösen, ohne die innere Beziehung zum verstorbenen nahen Menschen aufzulösen. Wir leiten die Kinder und Jugendlichen an, einen guten inneren Abstand zum verstorbenen nahen Menschen zu finden, seine Traumatisierung, sein Sterben und seinen Tod bei ihm zu lassen und ihn in einem guten Abstand zu lieben. Wir streben an, aus einer verschmelzenden Identifikation eine bezogene, aber autonome Beziehung werden zu lassen. Wenn ich nun das Vorgehen verbal beschreibe, klingt das komplizierter, als es im konkreten Prozess mit den Kindern oder Jugendlichen ist:

- **Aktives Ansprechen und Benennen der identifikatorischen Trauer**
  Wenn Kinder oder Jugendliche von sich aus ansprechen, dass sie mit dem verstorbenen nahen Menschen leiden, dass sie für ihn traurig sind und sich ihm nahe fühlen, greifen wir dies auf und leiten nun den Prozess der Disidentifikation hin zu einer bezogenen Verbundenheit ein. Nicht selten müssen wir die identifikatorische Trauer aber von uns aus aktiv ansprechen und zum Thema machen.
- **Aufzeigen und Darstellen der identifikatorischen Trauer**
  Am besten stellen wir die identifikatorische Trauer symbolisch dar, indem wir zum Beispiel zwei Handpuppen, zwei Figuren im Sandspiel oder zwei Stofftiere sehr nahe zueinander bringen. Dabei übernehmen wir beide Positionen, nämlich die Position des verstorbenen nahen Menschen und die des mitleidenden Kindes. Bei jüngeren Kindern gestalten wir als Begleiterin diesen Prozess mit den Handpuppen, Figuren im Sandspiel oder mit Stofftieren, sodass die Kinder zunächst nur zuschauen. Wir können diesen Prozess auch in einer fortlaufenden Bildergeschichte oder einem Comic zeichnen. Bei älteren Kindern können wir diese einladen, immer wieder in die Figur des trauernden Kindes einzutreten und die von uns vorgegebenen rituellen Sätze zu sprechen oder eigene Formulierungen zu finden.
  Bei älteren Kindern und Jugendlichen, wie bei Lilli, nehmen wir zwei beschriftete Blätter, die wir auf den Boden legen. Auf einem Blatt steht »Vater« und das andere Blatt trägt die Aufschrift »Lilli«. Nun lege ich die beiden Blätter überlappend nebeneinander und erkläre Lilli, dass sie ganz nahe bei ihrem Vater ist und so mit ihm fühlt und mit ihm leidet.

▶ **Beachte**
Ziel der Arbeit mit der identifikatorischen Trauer ist es, eine behutsame Disidentifikation des Kindes oder Jugendlichen mit dem Verstorbenen herbeizuführen und dann die innere Beziehung in eine bleibende Verbundenheit im Abstand zum Verstorbenen und in der Differenz zu ihm zu überführen.

- **Würdigen der identifikatorischen Trauer als Ausdruck der Liebe zum verstorbenen nahen Menschen**
  Wir erklären den Kindern oder Jugendlichen, dass sie mit dem verstorbenen nahen Menschen leiden, weil sie ihn so sehr lieben, und deshalb diese verschmelzende, mitleidende Nähe ganz verständlich ist: »Du bist ganz nahe bei deinem Papa und leidest mit ihm, weil du ihn so sehr magst.« Bei kleineren Kindern formulieren wir dies für die stellvertretenden Spiel- oder Tierfiguren, wie zum Beispiel: »Der kleine Bär mag den Löwen, der gestorben ist, so sehr, dass ihm das ganz wehtut, dass er nicht mehr leben darf. Und deshalb ist er ganz nahe bei ihm.«
- **Betonen, dass es dem Verstorbenen gutgeht an seinem Ort**
  Wir beschreiben noch einmal ausdrücklich (Kapitel 6.5), dass es dem Verstorbenen an seinem Ort gutgeht, auch wenn er hier nicht mehr leben darf: »Ja, es ist traurig, dass dein Bruder nicht mehr leben darf, aber ihm geht es dort, wo er jetzt ist, wirklich gut.« Für kleinere Kinder können wir das so formulieren: »Der kleine Bär weiß, dass es dem Löwen gutgeht, dort in seinem Löwenhimmel.« Die sichere Verortung des verstorbenen nahen Menschen und das Wissen, dass es ihm dort gutgeht, ermöglicht dem Kind oder Jugendlichen nun, den folgenden Schritt zu vollziehen.
- **In bezogenen Abstand zum verstorbenen nahen Menschen gehen**
  Nun kommt der schwierigste Schritt, den wir wieder symbolisch über die Handpuppen, über Figuren im Sandspiel oder in unserer Bildergeschichte vollziehen. Wir bringen die Figur des trauernden Kindes oder Jugendlichen in einen Abstand zum verstorbenen nahen Menschen. In der Arbeit mit den beiden Blättern am Boden schieben wir diese auseinander, sodass diese sich gegenüberliegen. Wir formulieren dem trauernden Kind oder Jugendlichen gegenüber: »Du darfst jetzt ein bisschen von deinem Papa wegrücken. Er bleibt aber in deiner Nähe, und dabei kannst du deinen Vater ganz lieb anschauen.«
- **Eigene differente Identität des Kindes und Jugendlichen benennen und erlauben**
  Da die Kinder in der identifikatorischen Nähe zum verstorbenen nahen Menschen sich ein Stück weit selbst verlieren, formulieren

wir nun ausdrücklich die Differenz zwischen den beiden, wobei die Betonung auf der Identität des trauernden Kindes oder Jugendlichen liegt: »Dein Papa ist dein Papa und du bist du, und du darfst du selbst sein. Du bist die Lilli und das ist gut so, und dein Papa will auch, dass du du bist und dass du eine eigene Person bist.« Hier betonen wir, dass der verstorbene nahe Mensch sich auch die eigene Identität des Kindes oder Jugendlichen wünscht.

- **Ermutigung zum Lieben ohne Mitleiden in Bezogenheit und in der Differenz**
  Wir betonen nun für das trauernde Kind und den Jugendlichen, dass sie den verstorbenen nahen Menschen weiter lieben dürfen und dafür nicht mehr mit ihm leiden müssen: »Du darfst deinen Papa lieben, ohne dass dir das wehtun muss. Du kannst ihn einfach nur gernhaben. Er bleibt dein Vater, auch wenn du nun nicht mehr mit ihm leidest. Auch er will, dass es dir gutgeht.« Hier betonen wir, dass auch der verstorbene nahe Mensch sich für das Kind oder den Jugendlichen wünscht, dass es diesem gutgeht.
- **Ermutigung zum Leben ohne Überlebensschuld**
  Wir betonen, dass das Kind oder der Jugendliche sein Leben leben darf und dass der verstorbene nahe Mensch sich darüber freut. Deshalb braucht es auch keine Überlebensschuld mehr zu empfinden: »Du darfst dich auch wieder freuen und dein Papa freut sich mit. Und du kannst dich dabei ganz frei fühlen.«

▸ **Beachte**
Mit der Transformation der identifikatorischen Trauer lösen wir auch das Gefühl der Überlebensschuld des Kindes oder Jugendlichen.

In der nächsten Stunde greifen wir diesen Prozess über die stellvertretenden Handpuppen oder Spielfiguren noch einmal auf und fragen, wie es beispielsweise dem kleinen Bären und dem Löwen geht. Dabei befinden sich die stellvertretenden Handpuppen und Spielfiguren oder die beschrifteten Blätter auf dem Boden in einem guten Abstand zueinander.

Verlusttrauma-Extra

Lösen des idenfikatorischen Mitfühlens mit dem Trauma des Verstorbenen

Kinder und Jugendliche übernehmen im identifikatorischen Trauern auch das Trauma des Verstorbenen. An der Übernahme des Traumas des Verstorbenen arbeiten wir zunächst wie bei der beschriebenen Transformation der identifikatorischen Trauer. Dabei betonen wir, dass die Traumatisierung, zum Beispiel der Schienensuizid, zum verstorbenen nahen Menschen gehört. Dann wird das vom Kind oder Jugendlichen übernommene Trauma dem verstorbenen nahen Menschen in einem Rückgaberitual ausdrücklich zurückgegeben. Diese Rückgabe des übernommenen Traumas gleicht der Rückgabe der übernommenen Trauer (vgl. folgender Abschnitt). Das Trauma des Verstorbenen kann nun beim Verstorbenen und seinem Schicksal bleiben, zugleich wird es an seinem heilsamen Ort geheilt.

5. Die Arbeit an der übernommenen Trauer

Eine vierzigjährige Frau sagt über ihre Trauer als Achtjährige nach dem Tod ihres Bruders: »Meine Trauer war die Trauer meiner Mutter. Eine eigene Trauer hatte ich nicht – bis heute nicht.«

Die neunjährige Caroline sitzt bei der Beerdigung ihres Großvaters neben ihrer Großmutter. Vor Beginn des Trauergottesdienstes gibt sie der Großmutter ihr Lieblingstier, einen kleinen Hund, mit den Worten: »Dann bist du nicht so allein.« Während des ganzen Trauergottesdienstes streichelt Caroline tröstend ihre Großmutter.

Kinder und Jugendliche nehmen sehr genau wahr, wie die anderen Angehörigen und Familienmitglieder trauern. Insbesondere achten sie sehr genau auf nonverbale und stimmungsmäßige Anzeichen der Trauer bei ihnen. Dabei geschieht die Übernahme zum einen unwillkürlich und unbewusst über die Spiegelneuronen, zum anderen oft aber auch ganz bewusst als eigener Auftrag, die Trauer den Angehörigen abzunehmen und sie damit zu entlasten (Kapitel 2.8). Oft geben sich Kinder und Jugendliche wie Caroline im zweiten Fallbeispiel dann einen zweiten bewussten Auftrag, nämlich die trauernden Angehörigen aktiv zu trösten.

- **Besprechen, wie Kinder und Jugendliche die Trauer der Angehörigen erleben**
  Wir besprechen mit den jungen Klienten, wie sie die Trauer ihrer Angehörigen erleben und wie sehr sie nicht nur selbst, sondern auch mit den Angehörigen einfühlend mittrauern. Wir erklären ihnen, dass sie dabei die Trauer der Angehörigen, insbesondere der Eltern, zu sich nehmen und sich zu eigen machen.
- **Einführen des Symbols des Pakets oder Koffers**
  Wir führen hier die Symbolik des Paketes oder Koffers für die übernommene Trauer ein. Wir lassen die Kinder oder Jugendlichen die Umrisse eines Paketes oder Koffers zeichnen und lassen sie dann in das Paket oder den Koffer die Trauer der Angehörigen zum Beispiel als Träne hineinmalen.
- **Würdigen der Trauerübernahme als Zeichen der Verantwortlichkeit**
  Wir erklären den Kindern oder Jugendlichen, dass sie dieses Trauerpaket von den Eltern zu sich genommen haben, weil sie die Angehörigen von deren Trauer entlasten und es ihnen leichter machen wollen. Wir erläutern ihnen, dass das alle Kinder tun, weil sie die Angehörigen lieben und für die Angehörigen mit ihrer Trauer etwas tun wollen. Wir anerkennen dies als Dienst der Liebe für die Angehörigen und als besondere Leistung.
- **Benennen des Preises der Trauerübernahme**
  Wir fragen nun, wie schwer sich das Trauerpaket anfühlt oder bringen von uns aus ein, dass das Kind oder der Jugendliche an dem Trauerpaket wahrscheinlich schwer zu tragen hat. Dabei hätte es doch an der eigenen Trauer um den verstorbenen nahen Menschen genug zu tragen. Wir beschreiben auch, wie das Trauerpaket oder der Trauerkoffer drückt, belastet und vielleicht auch die Lebendigkeit des Kindes bremst.

- **Differenzieren zwischen dem Kind und den Angehörigen**
  Wir fragen die Kinder oder Jugendlichen, wem das Paket oder der Koffer eigentlich gehört, und überlegen, wie es wäre, dem Angehörigen, zum Beispiel den Eltern oder dem Elternteil, diesen Trauerkoffer zurückzugeben, und wie diese auf die Rückgabe reagieren würden. Wir betonen, dass die Angehörigen als Erwachsene das Paket oder den Koffer gut selbst tragen können und dem Kind das Gepäck gerne abnehmen werden.
  Kinder und Jugendliche stellen sich, wie Caroline, häufig unbewusst, teils aber auch ganz bewusst, selbst die Aufgabe, die zurückbleibenden Angehörigen zu trösten. Mit diesem selbstgestellten Auftrag arbeiten wir zunächst wie mit der übernommenen Trauer. Wir lassen sie aber nicht an die Angehörigen zurückgeben, sondern sie an einem heilsamen Ort ablegen.
- **Verlust bei der Rückgabe der übernommenen Trauer benennen**
  Wir sprechen auch an, dass die Rückgabe der übernommenen Trauer schwierig sein und traurig machen kann, weil damit eine wichtige Aufgabe und eine eigene Wichtigkeit verloren geht. Stattdessen aber gewinnt das Kind oder der Jugendliche eine neue Leichtigkeit und Lebendigkeit, die den Verlust an Wichtigkeit bei Weitem überwiegt.

▸ **Beachte**

Wir müssen die Rückgabe der übernommenen Trauer mit den Angehörigen vorab besprechen, um diese Rückgabe dann in einem vorbereiteten Ritual mit ihnen zu vollziehen.

- **Übernommene Trauer symbolisch an Angehörige zurückgeben und von diesen übernehmen lassen**
  In einer gemeinsamen Sitzung mit den Angehörigen lassen wir das Kind oder den Jugendlichen das gemalte Paket oder den Karton der übernommenen Trauer ihnen zurückgeben. Wir unterstützen dieses Ritual, indem wir die Übergabe mit rituellen Formulierungen begleiten: »Mama, das ist dein Trauerpaket. Es gehört eigentlich dir. Ich habe das Paket zu mir genommen. Ich wollte dir helfen.« Wir lassen die Angehörigen ausdrücklich formulieren,

dass sie das Paket zu sich nehmen und sie sich selbst um ihre eigene Trauer kümmern. Dann lassen wir die Angehörigen mit dem übergebenen Paket aus dem Zimmer gehen. Wir lassen das Kind die Entlastung und Erleichterung spüren und lassen sie dann frei spielen, damit die erlebte Erleichterung im Spiel nun ausgelebt werden kann.

6. Die Arbeit an der Trauer über die Sekundärverluste

Neben dem unmittelbaren Verlust des verstorbenen nahen Menschen ergeben sich in der Folge für Kinder und Jugendliche weitere, meist übersehene Verluste. Hier unterstützen wir die Kinder und Jugendlichen, mit diesen sekundären Verlusten leben zu lernen und die Trauer darüber wahrzunehmen und sie zu gestalten. Diese Arbeit damit steht zunächst nicht im Vordergrund der Realisierungsarbeit und erfolgt erst im letzten Drittel einer Trauerbegleitung.

▸ **Beachte**

Um Kinder und Jugendliche nicht zu überfordern, erfolgt die Arbeit mit den sekundären Verlusten nach der Realisierungsarbeit am unmittelbaren Verlust erst im letzten Drittel einer Trauerbegleitung.

Wir benennen einfühlsam, dass die Eltern oder ein Elternteil wegen ihrer Trauer manchmal mit sich beschäftigt sind und nicht so für das Kind und den Jugendlichen da sein können, wie diese das gerade in ihrer Trauer brauchen würden. Auch dass die Familie nun nicht mehr vollständig ist und die bisherige Ordnung der Familie mit dem Tod des nahen Menschen ganz anders geworden ist, benennen wir als etwas Trauriges. Bei Jugendlichen besprechen wir die Trauer darüber, dass sich manche Freunde oder Schulkameraden zurückziehen.

Im Prinzip arbeiten wir mit den sekundären Verlusten wie mit dem Verlust des nahen Menschen, indem wir den Verlust und die Trauer benennen und dann beides über das Malen, das Handpuppen- oder Sandspiel oder andere Medien vom Kind oder Jugendlichen gestalten lassen.

KAPITEL 8

»Du darfst wieder fröhlich sein!«

Die Arbeit an der weitergehenden Entwicklung des Kindes und Jugendlichen

Die fünfzehnjährige Jasmin trauert um ihren Bruder, der sich an seinem achtzehnten Geburtstag suizidiert hatte. Sie scheint mit dem Verlust gut zurechtzukommen, ist in der Schule sehr gut und wird bald Schulsprecherin. Doch für alle völlig unerwartet steht Jasmin drei Jahre nach dem Tod ihres Bruders an ihrem achtzehnten Geburtstag nicht mehr auf und bleibt depressiv im Bett liegen, verweigert den Schulbesuch und bricht die Kontakte zu ihren Freundinnen ab. In unseren Gesprächen ist sie vor allem traurig darüber, dass ihr über alles geliebter Bruder nicht weiterleben konnte. Sie fühlt intensiv mit ihm und scheint in ihrer Depression das Sterben ihres Bruders mitfühlend nachzuleben. An der wichtigen Schwelle zum Erwachsenwerden bricht sie mit ihrer Depression wie ihr Bruder mit seinem Suizid ihre eigene Entwicklung ab.

1. Zum weitergehenden Leben ermutigen

Die Arbeit am weitergehenden Leben beginnt schon in den ersten Stunden mit der Unterstützung der Kinder und Jugendlichen, ihren Alltag mit seinen üblichen Pflichten nach dem Verlust wieder zu leben. Das fällt Kindern zunächst leicht, weil sie zwischen ihrer Trauer- und Alltagswelt rasch und leicht hin- und herspringen können (Kapitel 2.2). Auch Jasmin im obigen Fallbeispiel gelingt das scheinbar mühelos, sodass ihr Umfeld nicht mitbekommt, wie sehr sie mit ihrem Bruder leidet und einfühlend mit ihm trauert. Erst als sie mit ihrem achtzehnten Geburtstag die Schwelle ins weitergehende Leben überschreiten muss, geht sie aus Loyalität zu ihrem Bruder in die Depression.

Zunächst besteht das weitergehende Leben in der Bewältigung der Alltagsaufgaben wie Kita-und Schulbesuch, Hausaufgaben machen, auf Klassenarbeiten lernen, Zimmer aufräumen und Mithilfe im Haushalt. Wir unterstützen Kinder und Jugendliche in der Stabilisierungsarbeit, das bisherige Leben soweit wie möglich »normal« weiterzuführen.

Auch im weiteren Verlauf der Trauerbegleitung interessieren wir uns immer wieder, wie das weitergehende Leben der Kinder aussieht und welche Unterstützung sie dabei von uns, den Angehörigen und Kita-Betreuerinnen oder Lehrerinnen brauchen. Die Arbeit am weitergehenden Leben stellt also kein gesondertes Thema dar, auch wenn ich dieses nun in einem eigenen Kapitel ausführlich darstelle.

▸ **Beachte**

Die Arbeit am weitergehenden Leben und an der weitergehenden Entwicklung wird schon früh in die Trauer- und Beziehungsbegleitung integriert, aber im letzten Drittel zunehmend intensiviert.

Von Beginn an bringen wir wieder verbal und nonverbal unsere 3-E-Interventionen von Erlauben, Ermutigen und Ermöglichen im Blick auf das weitergehende Leben mit folgenden Botschaften ein:

- *Dir darf es jetzt schon immer wieder gutgehen und du darfst fröhlich sein.*
- *Du darfst auch jetzt das machen, was dir gefällt – eine Serie schauen, mit dem Handy spielen, zu Freunden gehen …*
- *Bald darf es dir wieder richtig gutgehen und du darfst dich am Leben, an dir selbst und anderen Menschen freuen.*

- *Dein lieber Mensch freut sich, wenn es dir gutgeht und guckt dir dabei vom Regenbogen oder Himmel her gerne zu*
- *Dein lieber Mensch begleitet dich in deinem Leben – in deinen Gedanken oder in deinem Herzen.*
- *Manche Dinge, die du auch vorher nicht so gerne gemacht hast, musst du langsam auch jetzt wieder tun – lernen, aufräumen …*
- *Wenn dir Dinge schwerfallen, dann unterstützt dich dein verstorbener lieber Mensch – manchmal ist es so, als gäbe er dir dazu auch Kraft.*
- *Auch wenn deine Mama, Papa oder Geschwister noch traurig sind, darf es dir schon gutgehen und du darfst gute Laune haben.*
- *Du kannst jetzt deine Gefühle von Betäubung und Trauer vollends auflösen lassen wie ein Eisstück, das schmilzt und wegfließt.*
- *Du kannst jetzt deine Gefühle von Betäubung und Trauer vollends wegfliegen lassen, so wie eine dunkle Wolke am Himmel davonfliegt.*
- *Wenn du manchmal noch ein bisschen traurig bist, ist das auch in Ordnung – dann lässt du das kommen wie eine Wolke am Himmel, die dann wieder vorüberzieht.*
- *Bald wird es dir so gutgehen, dass du deinen lieben Menschen öfters vergisst – das ist völlig in Ordnung. Er freut sich gerade auch dann mit dir.*
- *Du darfst groß und erwachsen werden – wie andere Kinder auch!*
- *Wenn du magst, kannst du dich immer wieder an deinen lieben Menschen erinnern – aber nur wenn du magst. Manchmal fällt er dir dann einfach so wieder ein – und du wirst dann merken, dass das gar nicht mehr traurig, sondern sehr schön ist.*

2. Den geliebten Menschen als Begleiter ins und im Leben installieren – mitgehend oder freundlich zuschauend

Die zehnjährige Klara hat in ihr Füllermäppchen das Foto ihrer kürzlich verstorbenen Mutter eingeklebt. Wenn sie das Mäppchen öffnet, kann sie ihre Mutter sehen. Immer wieder schaut sie in Pausen, manchmal auch während des Unterrichts, das Foto ihrer Mutter an. So fühlt sie sich in der Schule von ihrer Mutter begleitet. Einige Wochen später weiht sie ihre Banknachbarin in ihr Geheimnis ein und zeigt ihr das Foto ihrer Mutter im Füllermäppchen.

Für Klara ist die Mutter eine innere Begleiterin in ihrem Lebensalltag geworden. Wir regen Kinder und Jugendliche schon im Rahmen der Beziehungsarbeit an, den verstorbenen nahen Menschen als inneren Begleiter zu installieren. Das wird nun im letzten Drittel der Trauer- und Beziehungsarbeit weiter verstärkt, weil nun die weitergehende innere Begleitung durch den verstorbenen nahen Menschen einen Teil der im nächsten Abschnitt beschriebenen Loyalitätsproblematik löst. Der verstorbene nahe Mensch kann in doppelter Weise als stärkender Begleiter in das weitergehende Leben wirken:

- **Ferner, wohlwollend zuschauender Begleiter**
  Der verstorbene nahe Mensch schaut freundlich wohlwollend von seinem fernen sicheren Ort wie dem Regenbogen, dem Himmel oder dem Stern dem Kind und Jugendlichen zu, wenn diese sich zunehmend auf ihr weitergehendes Leben einlassen und sich weiterentwickeln.
- **Naher mitgehender Begleiter**
  Der verstorbene nahe Mensch als innerer Begleiter geht meist im Herzen, manchmal auch in Gedanken, mit dem Kind oder Jugendlichen ins weitergehende Leben hinein, sodass Kinder und Jugendliche nicht befürchten müssen, ihn auf ihrem Weg ins weitergehende Leben zurückzulassen und dabei zu verlieren.
  Oft fungiert der verstorbene nahe Mensch dabei auch als Ratgeber oder als inneres Ideal, dem das Kind oder der Jugendliche nachstrebt.

Wir überlassen es den Kindern oder Jugendlichen, ob sie eher einen nahen oder fernen Begleiter wählen. Gerade kleinere Kinder wählen auch beides. Dies stellt für sie keinen Widerspruch dar. Je älter die Kinder werden, desto häufiger wählen sie wie die meisten Jugendlichen den Verstorbenen als inneren Begleiter. Hier zeigt sich, dass der verstorbene nahe Mensch zunehmend internalisiert und symbolisch als innerer Teil verstanden wird. Mit der Einführung und Installation des Verstorbenen als Begleiter haben wir einen Teil des Loyalitätsproblems gelöst, das, wie bei Jasmin, häufig auftritt, wenn die Kinder und Jugendlichen sich nun ganz auf ihre weitergehende Entwicklung einlassen wollen.

3. Die Loyalität zum verstorbenen nahen Menschen ins weitergehende Leben transformieren

Zwar können sich Kinder und Jugendliche schon früh immer wieder auf ihr Alltagsleben einlassen, aber sie werden dabei öfter durch die Loyalitätsfrage gebremst, die häufig noch einmal verstärkt aufbricht, wenn Kinder und Jugendliche ganz in ihr Leben eintauchen wollen und vor allem ihre Weiterentwicklung wieder aufnehmen. Dabei fühlen sie sich dem Verstorbenen innerlich verpflichtet, ihn in seinem Sterben und Tod nicht allein zurückzulassen. Wie oben bei Jasmin stellt dann die eigene weitergehende Entwicklung einen Verrat am verstorbenen nahen Menschen dar. Häufig kommt dazu noch einmal die Überlebensschuld gegenüber dem Verstorbenen, wegen der das eigene Leben nicht weitergelebt werden darf. Oft bremst auch die Angst, den Verstorbenen im weitergehenden Leben zu vergessen und zu verlieren.

Wir lösen die verschiedenen Aspekte der Loyalitätsfrage über folgende Prozesse:

- **Transformation der identifikatorischen Trauer**
  Wie in Kapitel 7.4 beschrieben transformieren wir die identifikatorische Trauer und damit die empathische Identifikation mit dem verstorbenen nahen Menschen über eine behutsame Differenzierung zwischen dem verstorbenen nahen Menschen und dem Kind oder Jugendlichen. Dabei bleibt die innere Beziehung in einem guten Abstand bestehen, sodass es statt einer identifikatorischen Gebundenheit zu einer freien, autonomen Verbundenheit mit dem verstorbenen nahen Menschen kommt.

- **Verstorbener naher Mensch als wohlwollender naher Begleiter ins Leben**
  Erleben Kinder und Jugendliche den Verstorbenen als mitgehenden Begleiter, müssen sie ihn nicht in seinem Tod zurücklassen, sondern können ihn ins Leben mitnehmen und ihn als Teil des weitergehenden Lebens verstehen und integrieren.
- **»Segen« des verstorbenen nahen Menschen für die weitergehende Entwicklung**
  Der freundliche, wohlwollende Blick des verstorbenen nahen Menschen von seinem fernen Ort wie dem Regenbogen wirkt für Kinder und Jugendliche wie ein Segen, also wie eine Bejahung und Ermutigung, nun das eigene Leben wieder zu leben und eigene Entwicklungsschritte zu tun.
- **Begrenzende Aufträge für das weitergehende Leben lösen**
  Manchmal denken Kinder und Jugendliche, dass sie vom verstorbenen nahen Menschen Aufträge bekommen oder sie stellen sich selbst Aufträge, die im Sinne des Verstorbenen zu sein scheinen. Diese Aufträge, wie zum Beispiel: »Ich muss für meinen Bruder traurig bleiben«, sind dann behindernd und einengend. Andere Aufträge, wie zum Beispiel: »Ich muss für meinen Bruder das Leben besonders gut weiterleben«, können auch überfordernd sein. Deshalb müssen wir solche Aufträge mit den Methoden der Rückgabearbeit aus Kapitel 7.5 an den Verstorbenen zurückgeben lassen.

4. Lösen und Verabschieden von Dissoziation, Schmerz und Trauer ermutigen

Schon in der Realisierungsarbeit haben wir Kinder und Jugendliche eingeladen, ihre dissoziativen Traumareaktionen und Verlust- und Trauergefühle zu gestalten und zu externalisieren, um sie dann verabschieden zu können.

Im letzten Drittel einer Trauerbegleitung verstärken wir diese Prozesse, indem wir nun das Lösen der Traumareaktionen, des Verlustschmerzes und der Trauer aktiv fördern. Die Kinder und Jugendlichen brauchen nun die Trauer nicht mehr, um über sie dem verstorbenen nahen Menschen verbunden zu sein. Dies ist nun auch möglich, weil erstens die innere Beziehung zum verstorbenen Menschen sicher ist und zweitens die Loyalitätsfrage gelöst wurde.

▸ **Beachte**
Die Traumareaktionen und Verlustgefühle dürfen verabschiedet werden, nicht der verstorbene nahe Mensch. Dieser wird vielmehr bewahrt und als Teil des weitergehenden Lebens integriert.

Wir bitten die Kinder und Jugendlichen, zum Beispiel einen Stein für die traumatische Betäubung oder die Trauer aus der Anfangszeit auszusuchen und einen kleineren Stein für die jetzigen Betäubungs- und Trauergefühle. Wir können auch ein Eisstück der Betäubung, einen dunklen Stein der Trauer oder eine dunkle Wolke der Trauer aus der Anfangszeit und nun in der aktuellen Situation aufmalen lassen. Dann laden wir unsere jungen Klienten zu folgenden Löse- und Abschiedsprozessen ein:

- **Symbolisches Befreien von den Traumareaktionen und Trauergefühlen**
  Wir lassen noch vorhandene Traumareaktionen wie Freezinggefühle oder Trauer wieder in ein Paket packen, das wir dann an einem heilsamen Ort oder im vergangenen Zeitraum der Timeline (vgl. unten) ablegen.
- **Abschiedsritual vom noch verbleibenden Symbol der Traumareaktion und Trauer**
  Wir lassen die Kinder oder Jugendlichen sich von den noch vorhandenen Traumareaktionen oder die Resttrauer als Gestalt, zum Beispiel als Handpuppe oder im Sandspiel, rituell verabschieden.
- **Symbolisches Lösen und Abfließenlassen der Traumareaktion und Trauer**
  Restliche Trauma- oder Trauergefühle lassen wir als Eiswürfel malen und dann in der Vorstellung abschmelzen. Wir regen die Kinder an, diesen Prozess auch im Körper zu erleben.
- **Imaginatives Aufhellen des eigenen Lebens**
  Wir lassen in der Vorstellung oder durch das Malen die dunklen Wolken der Traumareaktionen und der Trauer abziehen, sodass die Sonne zunehmend über der Landschaft als Symbol für das eigene zukünftige Leben scheinen kann.

▶ **Beachte**
Bei den Löse- und Abschiedsprozessen von den Traumareaktionen und der Trauer betonen wir, dass die Liebe und der verstorbene nahe Mensch bleiben dürfen und bleiben werden.

Verlusttrauma-Extra

Das Trauma beim Verstorbenen lassen und die eigene Traumatisierung lösen und in der Vergangenheit verorten
Kinder und Jugendliche sind häufig auch an das Trauma des Verstorbenen und an die eigene Traumatisierung gebunden. Wie bei der Lösung der identifikatorischen Trauer laden wir sie ein, das Trauma des Verstorbenen bei ihm zu lassen. Dabei betonen wir, dass dieses Trauma zu ihm gehört, der Verstorbene es zu sich nimmt und sich dann freut, wenn das Kind oder der Jugendliche ohne das übernommene Trauma weiterlebt.
Im obigen Fallbeispiel laden wir Jasmin ein, ihrem Bruder gegenüber nochmals ihr Bedauern über seinen Suizid auszusprechen und dann das Trauma des Suizids bei ihrem Bruder zu lassen. Für ihren Bruder sprechen wir dann stellvertretend aus, dass sein Suizid seine eigene Entscheidung war, zu ihm gehört und er sich freut, wenn sie nun wieder zur Schule geht und die Beziehungen zu ihren Freundinnen aufnimmt.
Die eigene Traumatisierung und die dazugehörigen Traumareaktionen lösen wir, wie oben dargestellt, allmählich wie den Verlustschmerz und die Trauer. Wir unterstützen die Kinder und Jugendlichen dabei, das Ereignis des traumatischen Verlustes und die noch gelösten Traumareaktionen auf der Timeline ihres Lebens in der Vergangenheit zurückzulassen und dort in der Vergangenheit zu verorten. Das Verlusttrauma bleibt ein Teil der Biografie, der in der Gegenwart und in der Zukunft des Kindes oder Jugendlichen nun nicht mehr oder nur noch wenig emotional belastend wirkt.

5. Zum eigenen Leben und zur weitergehenden Entwicklung einladen

Nach den bisher beschriebenen Prozessschritten können wir nun ganz direkt am weitergehenden Leben und der weitergehenden Entwicklung der Kinder und Jugendlichen arbeiten und so die oben genannten 3-E-Botschaften in Abschnitt 8.1. konkret umsetzen. Hierzu gibt es zahlreiche Methoden, von denen ich nur einige der wichtigsten hier beschreibe:

- **Freude- und Glückstagebuch**
  Wir laden die Kinder und Jugendlichen ein, für jeden Tag eine freudige Erfahrung in ein gemeinsam vorbereitetes Heft zu malen oder zu notieren.
- **Neugier- und Aktivitätenliste erstellen**
  Wir überlegen mit dem Kind oder Jugendlichen, was sie noch wissen, lernen oder entdecken wollen, ebenso was sie mit den Freunden in der nächsten Zeit gerne unternehmen oder erleben möchten. Wie beim Freude- und Glückstagebuch lassen wir dies wieder malen oder notieren.
- **Von einem Berg zurückblicken und dann nach vorne blicken**
  Wir lassen einen großen Berg malen oder im Sandspiel gestalten und bitten das Kind oder den Jugendlichen, sich in der Vorstellung auf den Berg zu stellen, zunächst nach rückwärts auf den bewältigten Trauerweg und dann ausführlich nach vorne ins eigene zukünftige Leben zu schauen. Das Kind oder der Jugendliche kann nun schildern, welche Schritte ins Leben und welche Lebensabenteuer vor ihm liegen, welche Ressourcen und Begleitung er in dem weitergehenden Leben braucht und welche trauerbedingten Schwierigkeiten auftauchen könnten.
- **Timeline für die Vergangenheit und (!) Zukunft auslegen**
  Sehr wichtig für den Weg in die Zukunft ist die Arbeit mit einer Timeline, die wir mit einem Seil auslegen und mit dem Kind oder Jugendlichen gestalten. In der Vergangenheit verorten wir den Tod des nahen Menschen, seine Traumatisierung und die Traumatisierung des Kindes oder Jugendlichen. Wir lassen dann das Kind oder

den Jugendlichen vom Zeitpunkt des Heute zurückzublicken und bitten ihn dann, sich umzuwenden und nach vorne in die eigene Zukunft zu schauen und die wichtigsten nächsten absehbaren Schritte der eigenen Entwicklung durch Symbole zu gestalten.

- **Reise in ein Zukunftsland oder ein Zukunftsbild malen oder im Sandspiel gestalten**
  Wir können die beiden vorher geschilderten Schritte durch ein Bild oder ein Sandspiel von der eigenen Zukunft gestalten und eine Reise in dieses Zukunftsland imaginieren lassen.
- **Rucksack für die Zukunft malen oder packen lassen**
  Wir bitten das Kind oder den Jugendlichen, einen realen oder gemalten Rucksack mit dem zu packen, was sie für ihre weitere Entwicklung brauchen. Hier geben wir Impulse, die durch das Verlusttrauma blockierte Entwicklung von Fähigkeiten wieder aufzugreifen, wie zum Beispiel die Fähigkeit, sich wieder im Unterricht zu konzentrieren oder zu lernen. Wir lassen auch andere Ressourcen wie ein Begleittier oder ein Symbol für Neugier oder Mut für die weitergehende Entwicklung in den Rucksack packen.

6. Leben mit dem bleibenden Fehlen des verstorbenen nahen Menschen

In den letzten Sitzungen besprechen wir mit den Kindern oder Jugendlichen, dass sie auch später den nahen Menschen immer wieder vermissen werden und sie deshalb auch manchmal traurig sein dürfen. Zu bestimmten Tagen, wie dem Todestag, oder zu bestimmten Zeiten, wie in der Weihnachtszeit, kann die Traurigkeit auch manchmal ein wenig heftiger werden. Dies besprechen wir auch mit den Angehörigen, sodass diese auch weiterhin ihr Kind achtsam wahrnehmen. Wir überlegen mit den Kindern und Jugendlichen, wie sie damit umgehen können:

- **Rückgriff auf Helfer- und Trostgestalten**
  Wir bitten die Heranwachsenden, dass sie ihre Trostkiste oder ihre Trostgestalt aufbewahren und auf sie bei einer später auftretenden Traurigkeit zurückgreifen.
- **Innere Beziehung erneuern**
  Wir überlegen mit den Kindern oder Jugendlichen, wie sie immer wieder, insbesondere in Zeiten des erneuten Vermissens, die innere Beziehung zum verstorbenen nahen Menschen erneuern können, indem sie zum Beispiel Fotos des Verstorbenen anschauen oder sich in der Vorstellung am Flüster- und Begegnungsort (Kapitel 6.4) wieder mit ihm treffen und mit ihm reden.
- **Impuls zur Inanspruchnahme von konkreter Hilfe**
  Wir bitten das Kind oder den Jugendlichen, in einer Trauerepisode eine vertraute Person anzusprechen. Hierzu geben wir beim Abschiednehmen in einem kleinen rituellen Akt auch unsere Telefonnummer mit.

In aller Regel sind die später auftauchenden Trauerepisoden von den Kindern und Jugendlichen gut zu bewältigen. Sollte die wieder auftauchende Trauma- und Trauerreaktion intensiver und symptomatisch, wie beispielsweise mit Alpträumen, Schlaf- und Konzentrationsproblemen sein, ist dies ein Hinweis darauf, dass durch die weitergehende kognitive Entwicklung eine erneute Realisierung des Verlustes stattfindet. Dann ist häufig eine zweite Trauerbegleitung (Kapitel 1.6) nötig, um das erneut auftauchende Verlustthema zu bearbeiten. In aller Regel dauert diese zweite Trauerbegleitung nur einige Sitzungen.

7. Abschluss der Trauerbegleitung – Abschied vom Kind oder Jugendlichen und von den Angehörigen

Weil wir in der Trauer- und Beziehungsarbeit mit Kindern und Jugendlichen unsere Bindung als heilsames Medium anbieten, müssen wir nun für diese therapeutische Beziehung ganz bewusst auch den Abschied gestalten:

- **Rechtzeitiges Benennen des Abschiedes von uns**
  Im letzten Viertel der Trauer- und Beziehungsbegleitung sprechen wir die bevorstehende Realität eines Abschiedes von uns an. Wir beschreiben, dass das uns und vermutlich das Kind oder den Jugendlichen ein wenig traurig machen kann, allerdings nicht so sehr wie der Verlust des nahen Menschen.
- **Symbol für unsere Beziehung und Telefonnummer mitgeben**
  Wir geben dem Kind oder Jugendlichen beim Abschluss ein Symbol für unsere bisherige gemeinsame Zeit, Zusammenarbeit und Beziehung, allerdings nicht für uns selbst, mit. Wir ermutigen unsere jungen Klienten, manchmal noch an uns zu denken und uns dann immer öfter zu vergessen.
  Konkret geben wir dem Kind oder Jugendlichen, natürlich auch den Angehörigen, unsere groß und farbig geschriebene Telefonnummer mit.
- **Ritueller Abschiedsakt**
  Wir gestalten den Abschied sehr bewusst als Ritual, indem wir das Kind nochmals umarmen und dann freigeben oder dem Jugendlichen rituell die Hand geben und sie dann mit einem guten Wunsch für ihr weitergehendes Leben verabschieden. Wir benennen hier nochmals unsere Abschiedsgefühle und dann lassen wir das Kind oder den Jugendlichen sehr bewusst gehen, schauen und winken vielleicht noch nach. Dieses Abschiedsritual wird jede Trauerbegleiterin entsprechend ihren eigenen Vorlieben ganz individuell gestalten.

Damit sind wir an das Ende einer Verlusttrauma-, Trauer- und Beziehungsbegleitung von Kindern und Jugendlichen angelangt. Dieser Weg ist oft traurig, manchmal beschwerlich, aber hoffentlich immer lebendig und berührend. Und hoffentlich ist die hier vorgestellte Verlusttrauma-, Trauer- und Beziehungsbegleitung für die Kinder und Jugendlichen in ihrer Verlustsituation hilfreich und ins Leben führend.

Literatur

Alefeld-Gerges, B. & Sigg, S. (2020): Trauerarbeit mit Jugendlichen: Junge Menschen begleiten bei Abschied, Verlust und Tod. Don Bosco, München, 2. Aufl.

Bardtke, J. & Bardtke, N. (2020): Ich glaub, ich weiß, wo du bist: Ein Buch, das Kindern beim Trauern hilft. BoD – Books on Demand, bei Amazon; Ausdruck am 12. 12. 20.

Beerwerth, K. (2014): Kinder erleben den Tod eines Geschwisterkindes. In: Röseberg, F. & Müller, M. (Hrsg.) (2014): Handbuch Kindertrauer. Die Begleitung von Kindern, Jugendlichen und ihren Familien. Vandenhoeck & Ruprecht, Göttingen.

Bosse, A. & Klammt, A. (2016): Weil du mir so fehlst. Dein Buch fürs Abschiednehmen, Vermissen und Erinnern. Carlsen Verlag, Hamburg, 10. Aufl.

Bosse, A. & Klammt, A. (2018): Einfach so weg: Dein Buch zum Abschiednehmen, Loslassen und Festhalten. Carlsen Verlag, Hamburg, 3. Aufl.

Bowlby, J. (1983): Verlust, Trauer und Depression. Fischer, Frankfurt a. M.

Brisch, K. H. (2020): Bindungsstörungen: Von der Bindungstheorie zur Therapie. Klett-Cotta, Stuttgart, 17. Aufl.

Clabburn, O., Knighting, K., Jack, B. A. & O'Brien, M. R. (2019): Continuing Bonds With Children and Bereaved Young People: A Narrative Review. In: Omega – Journal of Death and Dying, https://doi.org/10.1177/0030222819853195; zuletzt abgerufen am 12. 3. 2021.

Cohen, J. A., Mannarino, A. P. & Deblinger, E. (2017): Treating Trauma and Traumatic Grief in Children and Adolescents. Guilford Press, New York, 2. Edition.

Eckhardt, J. (2004): Wohnst du jetzt im Himmel? Ein Abschieds- und Erinnerungsbuch für trauernde Kinder. Gütersloher, Gütersloh, 6. Aufl.

Endres, B. & Schulze, M-A. (2015): Wo gehst du hin, Opa? Ein Bilderbuch über das letzte Geheimnis. Aracari, Zürich, 10. Aufl.

Ennulat, G. (2015): Kinder trauern anders. Wie wir sie einfühlsam und richtig begleiten. Herder, Freiburg, 11. Aufl.

Farm, M. (2014): Wie lange dauert Traurigsein? Für alle, die jemanden verloren haben. Oetinger, Hamburg.

Field, N. P. & Filanosky, C. (2009): Continuing Bonds, Risk Factors for Complicated Grief, and Adjustment to Bereavement. Death Studies Volume 34, p. 1–29.

Franz, M. (2008): Tabuthema Trauerarbeit: Kinder begleiten bei Abschied, Verlust und Tod. Don Bosco, München, 10. Aufl.

Funke, C. (2021): Die Brücke hinter den Sternen. Dressel, Hamburg.

Geisler, D. (2018): Was mach ich nur mit meiner Trauer? Emotionale Entwicklung. Buch über Gefühle für Kinder ab 5. Loewe, Bindlach.

Gontard von, A. (2013): Theorie und Praxis der Sandspieltherapie: Ein Handbuch aus kinderpsychiatrischer und analytischer Sicht. Kohlhammer, Stuttgart, 2. Aufl.

Gräßer, A., Hofermann, E. & Botved, A. (2018): Therapie-Tools: Therapeutisches Malen mit Kindern und Jugendlichen: mit E-Book und Malvorlagen. Beltz, Weinheim.

Gräßer, A., Hofermann, E. & Botved, A. (2020): Therapie-Tools: Ressourcenmalbuch für Kinder und Jugendliche: mit E-Book und Arbeitsmaterial. Beltz, Weinheim.

Groh, J. (2016): Du bleibst für immer in unseren Herzen: Das Trauer- und Erinnerungsbuch für Kinder und Familien. Groh, Germering, 3. Aufl.

Haley, J. (2010): Die Psychotherapie Milton H. Ericksons. Klett-Cotta, Stuttgart, 7. Aufl.

Hensel, T. (2007): EMDR mit Kindern und Jugendlichen: Ein Handbuch. Hofgrefe, Göttingen.

Hubka, C. & Hammerle, N. (2004): Wo die Toten zu Hause sind. Tyrolia, Innsbruck-Wien.

Kachler, R. (2021): Traumatische Verluste: Hypnosystemische Beratung und Therapie von traumatisierten Trauernden. Ein Leitfaden für die Praxis. Carl-Auer, Heidelberg.

Kachler, R. & Majer-Kachler, C. (2013): Gemeinsam trauern – gemeinsam weiter lieben: Das Paarbuch für trauernde Eltern. Kreuz, Stuttgart.

Kachler, R. (2014): In meinen Träumen finde ich dich: Wie Träume in der Trauer helfen. Kreuz, Stuttgart.

Kachler, R. (2017 a): Meine Trauer wird dich finden. Ein neuer Ansatz in der Trauerarbeit. Herder, Freiburg.

Kachler, R. (2017 b): Wie ist das mit der Trauer? Gabriel, Stuttgart, 2. Aufl.

Kachler, R.: (2018): Nachholende Trauerarbeit: Hypnosystemische Beratung und Psychotherapie bei frühen Verlusten. Carl Auer, Heidelberg.

Kachler, R. (2019): Hypnosystemische Trauerbegleitung. Ein Leitfaden für die Praxis. Carl-Auer, Heidelberg, 5. Aufl.

Kachler, R. (2021): Für immer in meiner Liebe: Das Erinnerungsbuch für Trauernde. Patmos, Ostfildern, 2. Aufl.

Kalff, D. M. (2017): Sandspiel. Seine therapeutische Wirkung auf die Psyche. Reinhardt Ernst, München, 5. Auflage.

Karaydi, E. (2018): Childhood bereavement: The role of the surviving parent and the continuing bond with the deceased. Death Studies, 42(7), pp. 415–425.

Kern, T. (2019): Leuchtturm sein: Trauma verstehen und betroffenen Kindern helfen. Kösel, München.

Kienecker, J. & Schroeter-Rupieper, M.(2019): Hilf mir, wenn ich traurig bin: Ein Buch zum Trauern, Erinnern und Abschiednehmen. Kreatives und Mutmachendes für Kinder und Erwachsene. Patmos, Ostfildern.

Kirschbaum, S. & Bohne, M. (2019): Klopfen für Kinder: Das Vorlese-Buch. Carl Auer, Heidelberg

Klass, D. et al. (1996): Continuing bonds: New understanding of grief. Taylor & Francis, Bristol.

Krüger, A. (2012): Erste Hilfe für traumatisierte Kinder – Mit einem Vorwort von Luise Reddemann. Patmos, Ostfildern, 6. Aufl.

Luecken, L. J. (2008): Long-Term Consequences of Parental Death in Childhood: Psychological and Physiological Manifestations. In: Stroebe, M. S., Hansson, R. O., Schut, H. & Stroebe, W. (2008): Handbook of Bereavement Research and Practice. Advances in Theory and Intervention. American Psychological Association, Washington D. C., pp. 397–416.

Lutz, C. & Wurster, G. (2018): Kinderzeichnung, Sandspiel und Gestaltung: Verstehen und Anwenden in der psychodynamischen Therapie von Kindern und Jugendlichen. Kohlhammer, Stuttgart.

Meier, M. (Hrsg.) (2018): Als wir Mäxchen »Servus« sagen mussten: Kinder in der Trauer um ein geliebtes Haustier begleiten. Papierfresserchens MTM-Verlag, Lindau.

Mennen, P. (2019): Abschied, Tod und Trauer. Wieso? Weshalb? Warum? Ravensburger, Ravensburg, 5. Aufl.

Mundy, M. & Alley, R. W. (2017): Traurig sein ist okay! Ein Trauer-Begleitbuch für Kinder, die einen Verlust erleben. Silberschnur, Güllesheim.

Packman, W., Horsley, H., Davies, B. & Kramer, R. (2006): Sibling bereavement and continuing bonds. Death Studies, 30, pp. 817–841.

Paul, C. (2019): Suizidtrauer bei Kindern und Jugendlichen angstfrei unterstützen. Agus, Bayreuth, 6. Aufl.

Peichl, J. (2012): Die inneren Trauma-Landschaften: Borderline – Ego-State – Täter-Introjekt. Stuttgart, Schattauer, 2. Aufl.

Plahl, C. & Koch-Temming, H. (Hrsg.) (2008): Musiktherapie mit Kindern. Grundlagen – Methoden – Praxisfelder. Huber, Bern, 2. akt. Aufl.

Plieth, M. (2013): Tote essen auch Nutella … Die tröstende Kraft kindlicher Todesvorstellungen. Herder, Freiburg.

Rauch, F., Rinder, N. & Kern, T. (2017): Wie Kinder trauern: Ein Buch zum Verstehen und Begleiten. Kösel, München, 2. Aufl.

Rechenberg-Winter, P. (2017): Trauer in Familien – wenn das Leben sich wendet. Vandenhoeck & Ruprecht, Göttingen.

Rechenberg-Winter, P. & Fischinger, E. (2010): Kursbuch systemische Trauerbegleitung. Vandenhoeck & Ruprecht, Göttingen, 2. Aufl.

Reddemann, L. (2020): Psychodynamisch Imaginative Traumatherapie: PITT – Das Manual. Ein resilienzorientierter Ansatz in der Psychotraumatologie. Klett-Cotta, Stuttgart, 10. Aufl.

Reeker-Lange, C., Aden, P. & Seyffert, S. (2019): Handbuch der Progressiven Muskelentspannung für Kinder. Klett-Cotta, Stuttgart.

Reschke, E. (2016): Mit Kindern trauern: Geschichten, Rituale und Gebete. Lahn Verlag, Limburg, 3. Aufl.

Riedl, I. (2017): Ich denke ganz oft an dich: Mein Erinnerungs- und Trauerbuch. Herder, Freiburg.

Röseberg, F. & Müller, M. (Hrsg.) (2014): Handbuch Kindertrauer. Die Begleitung von Kindern, Jugendlichen und ihren Familien. Vandenhoeck & Ruprecht, Göttingen.

Rowland, J. & Baker, T. (2020): Ich werde immer bei dir sein. Ein Buch über Trauer. Mentor, Berlin.

Schmidt, G. (2020): Einführung in die hypnosystemische Therapie und Beratung. Carl Auer, Heidelberg, 9. Aufl.

Schmidt-Klering, G. (2017): Mit Kindern gemeinsam trauern: Ratgeber. Ernst Reinhardt, München

Scholz, F. P. (2020): Ich bin gut zu mir!: Selbstfürsorge-Schatzkiste für Kinder und Jugendliche. 120 Karten mit 20-seitigem Booklet. Beltz, Weinheim.

Scholz, F. P. (2018): Stärken-Schatzkiste für Kinder und Jugendliche: 120 Karten mit 12-seitigem Booklet. Beltz, Weinheim.

Schroeter-Rupieper, M. (2014): Kinder erleben den Tod von Großeltern. In: Röseberg, F. & Müller, M. (Hrsg.) (2014): Handbuch Kindertrauer. Die Begleitung von Kindern, Jugendlichen und ihren Familien. Vandenhoeck & Ruprecht, Göttingen.

Schroeter-Rupieper, M. (2020): Für immer anders: Das Hausbuch für Familien in Zeiten der Trauer und des Abschieds. Patmos, Ostfildern; 1. vollständig überarbeitete Neuausgabe.

Senf, B. (2014): Die Trauer von Kindern und Jugendlichen nach dem Tod eines Elternteils am Beispiel Krebserkrankung. In: Röseberg, F. & Müller, M. (Hrsg.) (2014): Handbuch Kindertrauer. Die Begleitung von Kindern, Jugendlichen und ihren Familien. Vandenhoeck & Ruprecht, Göttingen.

Silverman, P. R. & Nickman, S. L. (1996): Children's construction of their dead parents. In: Klass, D. et al. (1996): Continuing bonds: New understanding of grief. Taylor & Francis, Bristol, pp. 73–86.

Simpkins, S. & Myers-Coffman, K. (2017): Continuing bonds in the body: Body memory and experiencing the loss of a caregiver during adolescence. American Journal of Dance Therapy, 39, 189–208.

Stokes, J. (2014): Resilienz und trauernde Kinder. Wie wir Kinder dabei unterstützen, nach dem Tod eines Elternteils eine resiliente Grundhaltung zu entwickeln. In: Röseberg, F. & Müller, M. (Hrsg.) (2014): Handbuch Kindertrauer. Die Begleitung von Kindern, Jugendlichen und ihren Familien. Vandenhoeck & Ruprecht, Göttingen.

Terhorst, E. & Wenz, T. (2020): Kinder in der Trauer: Verstehen, trösten und ermutigen. Ein Begleitbuch für Eltern. Herder, Freiburg.

Vopel, K. W. (2014): Kunsttherapie für Kinder: 100 Ideen zum Zeichnen und Malen. Iskopress, Salzhausen, 2. Aufl.

Webb, N. B. (2010): Helping Bereaved Children: A Handbook for Practitioners. Guilford, NewYork, 3. ed.

Weinberg, D. (2017): Traumatherapie mit Kindern: Strukturierte Trauma-Intervention und traumabezogene Spieltherapie. Klett-Cotta, Stuttgart, 6. Aufl.

Wiegel, S. (2016): Für immer in meinem Herzen: Das Trauer- und Erinnerungsalbum für Kinder. Patmos, Ostfildern, 6. Aufl.

Wirth, J. V. & Kleve, H. (Hrsg.) (2012): Lexikon des systemischen Arbeitens: Grundbegriffe der systemischen Praxis, Methodik und Theorie. Carl Auer, Heidelberg.

Witt-Loers, S. (2017): Kindertrauergruppen leiten: Ein Handbuch zu Grundlagen und Praxis. Vandenhoeck & Ruprecht, Göttingen, veränderte Neuausgabe.

Witt-Loers, S. (2015): Trauernde Jugendliche in der Schule. Vandenhoeck & Ruprecht, Göttingen, 2. Aufl.

Witt-Loers, S. (2016): Sterben, Tod und Trauer in der Schule: Eine Orientierungshilfe. Vandenhoeck & Ruprecht, Göttingen, 2. Aufl.

Wood, L., Byram, V., Gosling, S. & Stokes, J. (2012): Continuing bonds after suicide bereavement in childhood. Death Studies, 36(10), pp. 873–898.